Franz Günter Leicht

Synergien im Heilwesen

lichtpfeiler.com

Verleger: Leicht Franz Günter, 113 Seiten, s/w.

Bestellbar z.B. über: www.lulu.com und
www.amazon.de

Covergestaltung: Franz Günter Leicht

Druck: Lulu Press, Inc.
          3101 Hillsborough Street
          Raleigh, NC 27607
          United States

ISBN: 978-1-326-58569-3

2. Ausgabe.

Inhalt

Dieses Buch befasst sich mit der Synergie von klassischer Medizin, Naturheilkunde, alternativen Heilmethoden und alternativen Therapien sowie mit den Berufen der neuen Zeit im Heilwesen. Dies könnte auch als Vorlage dienen, um gemeinsam an einer diesbezüglichen Konzeptionierung zu feilen.

Das Ziel dieser Ausarbeitung ist, einen möglichst großen Teil von Hilfesuchenden und Hilfeleistenden (auch die Ärzteschaft) im Bereich des Heilwesens dazu zu bringen, sich mit den verborgenen Ursachen von Krankheits-Symptomen und speziell mit den Symptomen der neuen Zeit vertraut zu machen. Bei dieser Gelegenheit appelliere ich an so viele Menschen wie möglich, die Hilfe auf der einen Seite suchen und Menschen, die Hilfe auf der anderen Seite anbieten, sich damit vertraut zu machen. Dadurch können wir, wie ich meine, bessere Entscheidungshilfen bei der Behandlung von Krankheits-Symptomen bekommen (Teil B).

Wenngleich ich Physiker bin und aus einem wissenschaftlichen Bereich komme, der sich bis dato fast **nur mit dem Greifbaren und Erfahrbaren (die Physis) befasst hat**, kam ich zu dem Ergebnis, dass wir in dieser Fragestellung über das grob

Materielle hinausgehen müssen. Dies ergibt sich ganz klar aus der Tatsache, dass selbst die Physik die Existenz von dunkler Materie und dunkler Energie fordert. Es wurde sogar ermittelt, wie die entsprechenden Anteile sind: Materie etwa 4%, dunkle Materie etwa 22% und dunkle Energie etwa 74%. Mit dem Begriff „dunkel" wird verstanden, dass es nicht direkt feststellbar oder wahrnehmbar ist. Damit wird also das Unsichtbare verstanden, das mit seinem Anteil von 94 % bei Weitem die sichtbare Materie überwiegt.

Aufgrund dieser Verhältnismäßigkeit ist zu schlussfolgern, dass **dieser unsichtbare Bereich keinen unerheblichen Einfluss auf die sichtbare Materie hat**. Wenn wir des Weiteren davon ausgehen, dass es noch das Geistige gibt, das über allem steht, liegt es nahe zu sagen, dass das Materielle ein ausschließliches Produkt des Geistigen sein könnte. Dass dies vermutlich so ist, wird auf meiner Internetseite www.franzguenter-leicht.de ausführlich erörtert.

Wenn demzufolge das Geistige die alleinige Ursache für das Materielle ist, müssen auch alle Dinge, die wir z.B. als Gesundheit, Krankheit, Gesundung und Erkrankung bezeichnen, Manifestationen des Geistigen sein.

Wir können uns daher fragen, warum es Gesundheit und Krankheit gibt. Der Zustand des Körpers wäre so etwas wie ein Messinstrument oder/und eine Orientierungsgröße, das/die uns sagt, wie sehr wir uns unseres wahren Selbst (nicht) bewusst sind und wie sehr wir ein Leben leben, das unserem wahren Naturell als geistiges Wesen (nicht) entspricht. Wir können uns von unserem wahren Naturell quasi wegbewegen, was sich am Körper als Erkrankung bemerkbar macht, oder uns zu unserem wahren Naturell hin bewegen, was sich am Körper als Gesundung bemerkbar macht.

Der Weg zur Gesundung als Prozess wäre damit in groben Worten wie folgt zu beschreiben: **Der Weg wäre, so zu leben zu versuchen, wie es unserem wahren Naturell entspricht.** Dies tun wir, indem wir uns für die Liebe, Freiheit und Freude öffnen und alles Begrenzende in uns ablegen. Dies tun wir auch, indem wir auf innere Impulse hören und ihnen praktisch nachgehen sowie uns auf unseren Seelenplan besinnen und stets versuchen, ihm auch praktisch gerecht zu werden. Dann werden Krankheiten und Probleme nach und nach wie von selbst weichen. Dann werden wir intuitiv Dinge vermeiden, die uns in Schwierigkeiten bringen würden, und stattdessen Dinge tun, die unser Leben immer mehr erleichtern, bereichern sowie erfreuen. Ebenso wird es uns mit der Zeit immer besser gelingen, das Richtige zur richtigen Zeit am richtigen Ort zu tun sowie am richtigen Ort zu sein. Auf diesem Weg werden wir immer selbstbewusster und nehmen immer mehr an innerer Stärke zu.

Am Ende dieses Wegs wird uns nichts mehr unmöglich sein. Dann werden wir voll und ganz unserer wahren Bestimmung hier auf Erden nachgehen können. Und es wird nicht mehr nötig sein, über Krankheit zu lernen bzw. über die Krankheit auf unseren Weg geführt zu werden. Denn dann sind keine Körpersymptome als Mess- oder/und Orientierungsgrößen mehr sinnvoll. Sie sind/waren nur dazu da, um uns solange in innere Dynamik zu versetzen, bis wir zu unserer wahren Bestimmung sowie zu uns selbst gefunden haben.

Natürlich kann ich hier mit keinem Patentrezept aufwarten, weil es für jeden Menschen einen individuellen Weg/Heilsplan gibt. Gerade deshalb ist es so wichtig, dass jeder/jede auf seine inneren Impulse hört und dem eigenen Seelenplan nachspürt/folgt. Das Gute dabei ist, dass wir nicht (mehr) kompliziert denken müssen. Alles vereinfacht sich auf die innere Weisheit und auf das innere

Wissen hin, das allwissend und unbegrenzt ist sowie wahre Freiheit bedeutet.

Wenn dann am Ende die Anknüpfung an das Ur-Wissen bzw. an die Ur-Matrix (Blaupause) stattgefunden hat, sind wir uns unserer wahren Göttlichkeit gewahr. Dieses Gewahrsein befähigt uns, zum bewussten Schöpfer zu werden, und erlaubt uns, unsere wahre Aufgabe hier auf Erden erkennen zu können.

Wir leben auch in einer Zeit der Aufklärung. Es wird erörtert werden, dass die Schuldmedizin bei den neuzeitlichen Symptomen noch Aufklärungsbedarf hat. **Insofern appelliere ich auch an die Vertreter der Schulmedizin, sich mit den Vorgängen der feinstofflichen Energiekörper sowie mit den sogenannten Lichtkörper-Symptomen vertraut zu machen.** Es braucht die Synergie aller Disziplinen im Heilwesen, mit der ich mich unter anderem auf meinen beiden Internetseiten eingehend befasse (siehe Quellenangaben).

Grundsatzpunkte für eine mögliche Synthese bzw. Synergie.

Mit diesem Buch möchte ich dazu beitragen, dass der Keil, der zwischen den verschiedenen Disziplinen im Heilwesen getrieben wurde, mittels eines Disziplinübergreifenden Dialogs nach und nach entfernt werden kann. Dazu möchte ich folgende Grundsatzpunkte aufführen, die geeignet sein könnten, um diese Synergie praktisch herbeizuführen.

1. **Es wird die Auffassung vertreten, dass jeder Mensch über Selbstheilungskräfte verfügt, die er nach und nach entfalten kann.** Ebenso wird die Auffassung vertreten, dass allgemein jeder Mensch über ein geistiges Potenzial verfügt, das ihm prinzipiell erlaubt, in die geistige Unabhängigkeit zu gelangen, um zu sagen, dass er letztlich seines eigenen Glückes Schmid ist. Auch dieses Potenzial kann jeder Mensch prinzipiell zur Entfaltung bringen. Wie gut dies einem bestimmten Menschen möglich ist, hängt insbesondere von seiner momentanen geistigen Verfassung ab. Solange dieses geistige Potenzial teilweise noch verborgen liegt oder

unerkannt bleibt, sind wir mit irgendwelchen Problemen konfrontiert, die uns immer wieder veranlassen, Hilfe im Außen zu suchen. In Bezug auf Heilung werden wir dann Hilfen suchen, die wir in einer oder mehreren Disziplinen im Heilwesen vorfinden.

2. **Es wird die Auffassung vertreten, dass zunächst jede der verschiedenen Disziplinen im Heilwesen per se ihre Berechtigung hat.** Allerdings wird bei einem bestimmten gesundheitlichen Problem nicht jede der Disziplinen hilfreich sein. Welche der Disziplinen in konkreten Fällen am besten zur Anwendung kommen soll, hängt einerseits davon ab, um welches gesundheitliche Problem es sich handelt und andererseits, welchen Zugang der Hilfesuchende zu der entsprechenden Maßnahme, Therapie oder Behandlung hat.

3. **Um herauszufinden, welche der in Betracht kommenden Maßnahmen, Therapien oder Behandlungen besten Erfolg versprechen, ist selbstverständlich die Ergründung der entsprechenden Ursachen von großer Bedeutung.** In diesem Buch werden unter anderem solche mögliche Ursachen angesprochen, die meines Wissens von der

klassischen Medizin bisher nicht berücksichtigt oder erkannt wurden. Unter anderem sind dies Ursachen, die etwas mit dem Seelenplan des Menschen oder mit feinstofflichen Energieflüssen im Energiekörpersystem des Menschen zu tun haben.

4. **Weil der Mensch nicht nur aus dem physischen Körper besteht, sondern auch feinstoffliche und geistige Wesensanteile hat, sind die Hilfen nicht nur auf die physische Ebene beschränkt.** So machen Hilfen durchaus Sinn, die auf den feinstofflichen und geistigen Ebenen des Menschen einwirken, wie es bei vielen Heilmethoden der alternativen Heilung (Homöopathie, Akupunktur, Akupressur, Geistheilung, ...) der Fall ist.

5. **Es ist davon auszugehen, je höher die Ebene ist, auf der eingewirkt werden kann, desto eher kann zur wahren Ursache vorgedrungen werden, desto machtvoller wird auch die Heil-Wirkung sein.** Die Einwirkung auf der rein physischen Ebene, wie es vielfach in der klassischen Medizin der Fall zu sein scheint, wird in erster Linie eine Symptombehandlung herbeiführen, nicht aber das Problem von der Wurzel her lösen. Natürlich steckt sowohl in

jedem Hilfesuchenden als auch in jedem Hilfeleistenden der Geist, sodass bei jeder der Therapien, Maßnahmen oder Behandlungen, egal welcher Disziplin, eine Einwirkung auf der seelischen oder/und geistigen Ebene stattfinden kann. Dies ist natürlich dann der Fall, wenn direkt auf den höheren Ebenen Einfluss genommen wird. Dies könnte aber auch dann der Fall sein, wenn der Arzt dem Patienten ein positives Gefühl vermittelt, wenn er eine Sympathie aufbaut oder dem Patienten Mut zuspricht. Dies kann auch der Fall sein, wenn der Glaube des Patienten an die Wirkung der Behandlung entsprechend groß ist. Es ist z.B. nachgewiesen, dass Patienten einfach dadurch eine Genesung erfahren hatten, dass ihnen eine Operation vorgetäuscht wurde (Schein-Operationen). So ist in einem Bericht der Ruprecht-Karls-Universität Heidelberg u.a. zu lesen, dass nach einem Jahr das Befinden und die Lebensqualität der Scheinoperierten nicht schlechter war als das einer Vergleichsgruppe von Patienten, die tatsächlich operiert worden waren.

6. **Jede der Disziplinen im Heilwesen sollte eine Hilfe zur Selbsthilfe darstellen.** Das heißt, es

sollte allgemein die Absicht verfolgt werden, den Hilfesuchenden zur Entfaltung seines geistigen Potenzials zu verhelfen, dass jener sich seines in ihm innewohnenden Potenzials bewusst wird und dass jener sein Leben nach seinen inneren Impulsen mehr und mehr ausrichten kann.

7. **In der Gesamtbetrachtung dürfte dem Menschen insgesamt am besten gedient sein, wenn sich die verschieden Disziplinen nicht in Konkurrenz zueinander sehen sondern, wenn ein Disziplinübergreifender Dialog gesucht wird, der die Hilfe zur Selbsthilfe praktikabel macht.**

A: Synergie im Heilwesen und die neuen Berufe.

Unzulänglichkeiten der klassischen und alternativen Medizin.

Eine wichtige Grundfrage dürfte sein, was dem Menschen am besten hilft. Diese Grundfrage hat m.E. mit dem Menschen selbst zu tun, nämlich, was er glaubt, dass es ihm am besten hilft. Sein Glaube wiederum hat vielfach mit dem zu tun, was sich bis dato am besten bewährt hat oder auch, was die gängige Lehrmeinung ist. Jeder, der z.B. an die Schulmedizin glaubt, geht davon aus, dass diese Medizin um die Ursachen und Wirkungen bei den biologischen Vorgängen im Körper Bescheid weiß. Dasselbe gilt für den Schulmediziner und den Pharmazeuten. Schulmediziner und Pharmazeuten wenden das an, was die Schulmedizin theoretisch und praktisch an Erkenntnis gewonnen hat.

Was wir feststellen, ist, dass die Medizin mittlerweile eine stattliche Menge an Medikamenten bereit hält und fast für jede Beschwerde und fast für jede Krankheit mit einem Medikament aufwarten kann. Daher betrachten wir allgemein ein Medikament, das nach Prüfung seiner pharmazeutischen Qualität sowie seiner therapeutischen Wirksamkeit und Unbedenklichkeit zugelassen ist. Würde ein solches Medikament bei jedem Menschen die entsprechende Krankheit zum Verschwinden bringen, würden wir sagen können, dass das entsprechende Medikament die Ursache für die entsprechende Heilung ist. Analoges gilt für das Psychopharmakon. Eine ähnliche Fragestellung haben wir auch beim umgekehrten Prozess, nämlich bei der Erkrankung. Würde z.B. ein bestimmter Virus bei allen Menschen die entsprechende Krankheit hervorrufen, könnten wir mit Gewissheit sagen, dass dieser Virus die Ursache dieser oder jener Krankheit ist.

Nun stellen wir fest, dass nicht jedes Medikament zu 100% seine erhoffte Wirkung zeigt und nicht jeder Virus bei jedem Menschen die entsprechende Krankheit hervorruft. Oder es kann vorkommen, dass ein Patient Heilung erfährt, wenn er eine bestimmte Pille bekommt, weil er glaubt, dass ein Wirkstoff drin ist, obwohl gar keiner drin ist (Placebo). Im umgekehrten Fall kann ein Mensch Erkrankung erfahren, weil er glaubt, über Nahrungsmittel oder über die Umwelt mit Schadstoffen bombardiert zu sein oder weil angesehene Personen wie Eltern, guter Freund oder Arzt unbedachte Äußerungen machen/gemacht haben, wie z.B.: „Wegen diesem oder jenem muss man ja krank werden".

Manche Menschen, die nach allgemeinem Gesundheits-Maßstab sich relativ gesund ernähren, können mit mehr Krankheiten an sich selber zu tun haben als Menschen, die sich vergleichsweise dazu weniger gesund ernähren. Auch kommt es immer wieder vor, dass ein Arzt nach eingehender Prüfung seiner Diagnose dem Patienten ein Todesurteil abgibt, jener aber aus (für den Arzt) unerklärlichen Gründen plötzlich eine Heilung erfährt. Und so scheint es, dass wir in Bezug auf Erkrankung zum einen und Gesundung zum anderen keine klare Ursache festmachen können, ob im körperlichen oder psychischen Bereich.

Daher ist davon auszugehen, dass wir es mit Gesetzmäßigkeiten zu tun haben, die über das bisherige biologische Verständnis hinausgehen. *Dies könnte heißen, dass Viren, Bakterien, Gifte und sonstige äußere Belastungen nicht die primäre Ursache für Erkrankungen sind und Medikamente nicht die primäre Ursache für Gesundung bzw. gesunde Ernährung nicht die primäre Ursache für die Gesunderhaltung des Körpers sind.* Demzufolge scheint es hierarchisch übergeordnete (tieferliegende) Ursachen zu geben, welche gewisse biologische Sachverhalte, die gemeinhin als biologische Gesetze verstanden werden, außer Kraft setzen können.

Sicherlich hat sich die klassische Medizin für eine relativ lange Zeit bewährt. Auf der anderen Seite ist sie aber an Grenzen gestoßen, wo sie erkennen muss, dass sie nicht für alle Leiden, Krankheiten und Beschwerden die entsprechenden Lösungen parat hat. Auch die alternativen Heilmethoden stoßen auf Grenzen, weshalb wir hier zu einem ähnlichen Fazit kommen können. Diese Grenzen dürften u.a. damit zu tun haben, dass nicht immer eine Ursachenlösung stattfindet. Nichts desto trotz ist zu vermuten, dass vergleichsweise zur klassischen Medizin viele dieser alternativen Heilmethoden ein größeres Wirk-Potenzial aufweisen, da sie von ihrer Wesensnatur auf höhere energetische Bereiche im Energie-System des Menschen (gilt auch für Tiere) einwirken.

Das Phänomen um den Placebo-Effekt und seinem gegenteiligen Effekt, dem sogenannten Nocebo-Effekt, verleitet uns zu Schlussfolgerungen, dass die Entwicklung des Menschen bzw. seine geistige Verfassung inklusiv seiner Überzeugungen in diesen Fragen einen entscheidenden Faktor ausmachen dürfte. **Krankheiten oder menschliche**

Probleme scheinen einen nicht unerheblichen psychologischen Hintergrund zu haben. Dies zeigt die heutige Zeit immer mehr. Immer mehr Menschen verspüren, dass es um andere Wahrheiten geht. Immer mehr Menschen gehen wegen bestimmter Symptome zum Arzt, die der Arzt nicht mehr richtig einordnen kann. Oder wir stellen immer mehr fest, dass die praktizierte Medikamenten-Verabreichung die Menschen mit der Zeit kränker und kränker machen, sofern sie als reine Symptombehandlung fungieren. Die Menschen scheinen ohne die Ursachen-Behandlung von den Medikamenten immer mehr eine gewisse Abhängigkeit und wegen zusätzlicher Nebenwirkungen eine Art Symptomverlagerung zu erfahren. So scheint zurzeit sogar der Trend vorzuherrschen, dass das derzeitige biologische Verständnis in der Medikation und die praktischen Erfahrungen durch die Medikation immer mehr auseinanderklaffen. Damit müssen wir unser bisheriges Verständnis um die wahre Ursache sowohl der Gesundung als auch der Erkrankung erweitern, wenn nicht sogar ganz umkrempeln. Dies gilt sowohl für den körperlichen als auch für den psychischen Bereich.

Es ist aber auch nicht so, dass wir in der alternativen Medizin das Non-plus-ultra gefunden haben, so dass wir insgesamt sagen müssen, dass nichts wirklich umfassend (universell gültig) greift. So also müssen wir sagen, dass wir noch nicht alles verstanden und noch nicht alles ausgeschöpft haben.

Derzeit stehen wir wie vor einem Paradoxon.

Auf der einen Seite scheint jeder der medizinischen und alternativ-medizinischen Bereiche zumindest in Teilen seine Berechtigung zu haben. Auf der anderen Seite scheint keiner der medizinischen und alternativ-medizinischen Bereiche die wirkliche Lösung zu sein, weil die jeweiligen Behandlungen nicht bei jedem Menschen zum gewünschten Erfolg führen. Umso größer ist die Herausforderung, zufriedenstellende Antworten im körperlichen und seelischen Bereich zu bekommen. Dieser Herausforderung sollten wir Menschen uns annehmen. Dazu können wir uns auf neueste wissenschaftliche Erkenntnisse berufen. Gemäß diesen Erkenntnissen haben wir es in der klassischen Medizin hauptsächlich mit Symptombehandlungen zu tun und weniger mit der Ursachen-Lösung.

Bei den alternativen Heilmethoden mögen es vorwiegend auch Symptombehandlungen sein. Doch je nach Therapeut, Heilpraktiker, Arzt (ja es gibt auch Ärzte, die sich mit alternativen Heilmethoden befassen) oder Geistheiler wird parallel dazu und teilweise auch vordergründig versucht, eine Ursachenlösung herbeizuführen. Wie sehr in jenem Bereich eine Ursachenlösung stattfindet, dürfte u.a. von der geistigen Verfassung des Hilfesuchenden abhängig sein und/oder ob eine Heilung im Seelenplan des Hilfesuchenden vorgesehen ist. Natürlich spielt hierbei auch der Hilfeleistende eine bestimmte Rolle (siehe Abschnitt „Zu Geistheilungen und Heilern").

Die Ursachenlösung ist deshalb erstrebenswert, weil es sich immer mehr heraus kristallisiert, dass unsere geistigen Einstellungen und Überzeugungen inklusiv unserer inneren Lebens-Konzepte maßgeblich, wenn nicht sogar ausnahmslos, für jegliche Symptome verantwortlich sind.

Weil es weitere Energien gibt, die die Natur-Wissenschaft zwar nicht direkt feststellen kann aber indirekt als existent fordert, ist immer mehr zu vermuten, dass die tieferliegenden Ursachen in diesen Bereichen zu suchen sind. Damit kommen wir zugleich auch in unbewusste Bereiche, in denen so etwas wie das höhere oder hohe Selbst in uns zu vermuten ist, das über höhere Wahrheiten, über größere Einsichten und höhere Kräfte verfügt. Deshalb kann man leicht zu der Überzeugung kommen, dass die **Symptombehandlungen**, wie immer diese auch aussehen mögen, **allenfalls als Sprungbrett zum Herausfinden der wahren**

Ursachen dienen sollten. Zu nichts sonst. **Somit sollten sie als vorübergehend betrachtet werden.**

Weil jeder Mensch an etwas anderes glaubt, sollten sich die Symptombehandlungen zunächst am Verständnis des entsprechenden Menschen orientieren. Dies heißt, dass der Mensch quasi dort abgeholt werden sollte, wo er gerade steht, jedoch mit dem Hintergrund, ihn dazu zu bringen, dass er zu höheren Wahrheiten kommt, die er in sich selbst zu finden hat und nur in sich selbst finden kann. Dies kann z.B. dadurch erfolgen, dass wir mit geschickten Fragen unsere Klienten dazu bringen, über die mögliche Ursache(n) nachzudenken bzw. nachzufühlen.

Somit ist in jedem Fall eine Synergie von klassischer Medizin, alternativen Heilmethoden und alternativen Therapien anzustreben. Diese Synergie sollte aber immer im Hinblick darauf ausgerichtet sein, dass die entsprechenden Anwendungen als vorübergehend aufgefasst werden. Dies heißt, dass parallel dazu oder besser diesen Anwendungen übergeordnet eine Disziplin eingerichtet wird, die den hilfesuchenden Menschen dazu bringt/motiviert, in die Eigenverantwortung zu gehen, indem er sich auf seine innere Wahrheit sowie auf seine inneren Heil- und Schöpferkräfte besinnt.

Wir wissen, dass jeder Mensch über Selbstheilungskräfte verfügt und dass Heilungen ohne jegliche Medikamente und ohne jegliches Dazutun von außen stattfinden können. Das Phänomen des Placebo und des Nocebo sowie die Kenntnis um die Fähigkeit, unser Leben gezielt verändern zu können (Macht der Gedanken, der Emotionen, der Gefühle und der Visionen), sind Indizien genug, um Schwerpunkt auf die Selbstheilung zu legen. **Sehr gute Ansätze zu dieser Fragestellung liefert hier auch die sogenannte Epigenetik** (siehe Quellenangabe).

Die Epigenetik beschreibt quasi die übergeordnete Ebene genetischer Regulation. So hat z.B. der anerkannte Wissenschaftler und Zellbiologe Ph.D. Bruce Lipton herausgefunden, dass die Gene unseren Organismus **nicht** wirklich steuern. Nach seinen Erkenntnissen enthalten sie zwar den Plan des Organismus, sind aber der eigenständigen Steuerung nicht fähig. Wenn es um die Steuerung geht, braucht es mehr als nur den Plan. Dies ist nicht anders, wenn wir ein Haus planen. Der Plan des Architekten ist nur ein Plan, der sich selber nicht steuern oder umschreiben kann. Es ist der Architekt, der dies tut bzw. tun kann. Dasselbe Prinzip hat Bruce Lipton anhand von

Stammzellen nicht nur herausgefunden sondern auch zur Sprache gebracht.

Was sind Stammzellen? Als **Stammzellen** werden allgemein solche Körperzellen bezeichnet, die sich in alle Zelltypen des Organismus entwickeln können. **Zum Versuch:** Als Stammzellen einem unterschiedlichen Umfeld (Informationsfeld) ausgesetzt wurden, zeigte es sich, dass die einen Zellen zu Muskelzellen wurden, die anderen zu Knochenzellen und wieder andere zu Fettzellen. Die Experimente an Stammzellen verdeutlichten also, dass das Informationsfeld der Umgebung für die Entwicklung der Zellen verantwortlich ist. Das Gen selber bestimmt demnach nicht, ob die Zelle eine Muskel-, Fett- oder irgendeine andere Zelle werden soll.

Analoges gilt für die Bildung von Proteinen. Z.B. können wir 150000 Proteine bilden. Dafür wären nach dem früheren Verständnis der Biologie 150000 Gene notwendig. Wir verfügen aber nur über etwa 23000 Gene. Also können die Gene selber nicht steuern, welche der Proteine gebildet werden sollen. Dafür ist wiederum ein Informationsfeld notwendig.

Weiterführende Untersuchungen ergaben, dass das Herzfeld mit der DNS wechselwirkt. Das Herzfeld ist das stärkste Feld, das unser Körper produziert. So ist z.B. das elektrische Feld des Herzens (EKG) bis zu 100 Mal stärker als das elektrische Feld des Gehirns (EEG). Das magnetische Feld des Herzens ist sogar bis zu 5000 Mal stärker als das magnetische Feld des Gehirns.

Nun, das elektromagnetische Feld sendet ein Signal aus, das über die Rezeptoren der Zellmembran zur DNS gelangt. Als Folge dieser Umgebungs-Signale wird das Schalten der Gene verändert, was das Ablesen des Gen-Bauplans und damit die Proteinproduktion verändert. Und so wird je nach eintreffendem Signal die Biologie unseres Körpers verändert.

Diese Überlegungen und weitere Experimente legten die Vermutung nahe, dass wir durch unsere Lebenseinstellung, durch unsere Glaubenssätze, Gefühle und Überzeugungen die Gene steuern, wenn auch meist unbewusst. So also erzeugen unsere Glaubenssätze, Überzeugungen und Gefühle ein Informations-Feld, welches dafür verantwortlich ist, wie die Gene gelesen und welche Proteine (Eiweiße) gebildet werden.

Wenn wir z.B. ständig daran denken, dass wir gesund, vital und kraftvoll sind, werden die Gene so gelesen, dass sie für die Gesundung und Kräftigung des Körpers sorgen oder den gesunden und kraftvollen Zustand des Körpers aufrechterhalten. **Diese neuen Erkenntnisse haben weitreichende Folgen, weil sie unser bisheriges Verständnis auf den Kopf stellen.** Während wir uns bisher unserem Körperzustand oder/und der Mitwelt gegenüber mehr oder weniger machtlos sahen, erfahren wir jetzt, dass wir doch nicht so machtlos sind. Wir haben in einem großen Maße unsere Gesundheit sowie unser Leben selbst in der Hand. Wir sind durch unsere Gedanken, Gefühle, Visionen, Befürchtungen, Überzeugungen und dgl. selbst der Architekt, der für seinen genetischen Plan verantwortlich ist. Letztlich sind wir selber für die Verfassung/ den Zustand unseres Körpers verantwortlich. Nachfolgender Abschnitt verdeutlicht unser Machtpotenzial zumindest in Bezug auf unsere Selbstheilung.

Als ich auf der Suche nach meinem eigenen Codex u.a. auf den „Codex Medicamentarius" gestoßen bin, ist mir klar geworden, dass neue Erkenntnisse es erforderlich machen, gewisse Dinge neu zu überdenken. Dies wird vielleicht etwas verständlicher, wenn wir uns die tiefere Bedeutung dcs Begriffes „Medikament" näher anschauen. Das Wort **„Medikament" setzt sich aus den beiden Begriffen „Medicus" und „mens"** (Genitivform: mentis) zusammen. „Medicus" ist das lateinische Wort für Arzt und Heiler und „mens" ist das lateinische Wort für Geist und Verstand.

Übersetzt bedeutet Medikament also, dass der Geist der eigentliche Arzt bzw. Heiler ist und dass nicht der materielle Aspekt irgendeiner Pille mit einer Heilfunktion ausgestattet ist. Wir sind lebendige Energie. Und lebendige Energie ist nie wirkungslos. Daher gibt es für jedes Symptom oder Problem eines jeden Menschen eine Ursache, die es herauszufinden gilt. Zwei Menschen, die im selben Umfeld sind, können mit unterschiedlichen Symptomen oder Problemen konfrontiert sein. Konkret können zwei Menschen dieselben Bakterien oder Viren in sich tragen und können dennoch unterschiedliche Krankheitssymptome vorweisen (bei dem einen bricht ein entsprechendes Symptom aus und bei dem anderen gar nicht), was darauf schließen lässt, dass das individuelle Symptom oder Problem mit der individuellen Ursache und somit mit dem individuellen Menschen zu tun hat. Wenn also jemand mit einem bestimmten Symptom zu tun hat, ist die wahre Ursache seines Symptoms in ihm selbst bzw. in seiner geistigen Verfassung zu suchen. Anders ausgedrückt heißt dies, dass die Lebens-Situation eines Menschen immer mit ihm selber zu tun hat, also kein zufälliger Zufall ist.

Jeder Mensch verfügt einfach durch sein energetisches (Da-)Sein über eine ständig andauernde Schöpferkraft und ist somit ein ständig Wirkender. Aus dieser Erkenntnis leitet sich ab, dass jeder Mensch über Selbstheilungskräfte und Schöpferkräfte verfügt, die es ihm prinzipiell erlauben bzw. ermöglichen, völlig unabhängig und frei zu sein. Ebenso leiten sich aus diesen Erkenntnissen Phänomene ab, die z.B. als Placebo und Nocebo bekannt sind.

Des Weiteren haben die Begriffe „Medikament" und „Medium" denselben Wortstamm. „Medium" ist das Lateinische Wort für Mitte, Mittel, Mittelpunkt. So gesehen können wir anhand dieses gemeinsamen Wortstammes auch den Weg zur Heilung erkennen. Es ist der Weg zur Mitte bzw. der Weg, sich mit dem tiefsten Innern (die wahre Mitte) zu verbinden.

Zusammenfassend kann über die tiefere Bedeutung des Wortes „Medikament" die Auffassung vertreten werden, dass in jedem Menschen ein innerer Heiler (das wahre Medikament) innewohnt, welcher der wirklichen Heilung fähig ist. Dieser Heiler verfügt über wahre Weisheit, die wir uns durch Anrufung nutzbar machen können bzw. indem wir uns mit ihr verbinden.

Vielleicht müssen wir den inneren Heiler nicht einmal anrufen oder um etwas bitten, weil seine Aufgabe nichts anderes ist als heilen. Wenn eine Bitte, dann am besten in Form eines Dankesgebetes. Entscheidend ist nämlich zu wissen, dass er immer in uns ist und immer in uns wirkt. Wir können uns dies immer wieder dadurch bewusst machen, dass wir z.B. Folgendes denken oder sprechen: *"Schön, lieber innerer Heiler, dass Du da bist und durch mich wirkst. Ich danke Dir, dass Du alles in mir ausheilst, wenn ich es nur zulasse und ich mich nicht durch krankhafte, selbst-zerstörerische Gedanken und Gefühle dagegen anstemme. Ich lausche, um zu hören, was Du mir mitteilst, wenn es darum geht, Korrekturen in meinem krankhaften Denken, Fühlen und Verhalten vorzunehmen. ..."*. Jeder kann natürlich seine eigenen Worte oder Gedanken dazu wählen.

Die Aura und die neuzeitlichen Symptome.

Die Schulmedizin unterrichtet nicht von den Energien der Aura und lehrt auch nichts über die Vorgänge in der Aura. Dieses Manko muss dringend ausgebügelt werden, weil wir es mit energetischen Einflüssen zu tun haben, die auch den physischen Körper betreffen. Die Aura, die ein System mehrerer feinstofflicher Energiekörper unterschiedlicher Schwingungen ist, ist für die meisten Menschen (noch) unsichtbar, werden aber von immer mehr Menschen wahrgenommen oder verspürt. Demzufolge gibt es dahingehend auch schon viele Erkenntnisse, wenngleich es noch keine einheitliche Lehre gibt, was im Übrigen in der Naturwissenschaft nicht anders ist. Noch gibt es keine vereinheitlichte Theorie in der Physik. Wir wissen um Phänomene, die die Physik nicht erklären, die aber unter Einbindung des Geistes erklärbar sind. Allerdings gibt es mittlerweile Anzeichen seitens der Physik, die Existenz des Unsichtbaren geradezu zu fordern. **So fordert die Physik die Existenz von dunkler Materie und dunkler Energie.** Es wurde sogar ermittelt, wie die entsprechenden Anteile sind. Materie etwa 4%, dunkle Materie etwa 22% und dunkle Energie etwa 74%. Sie spricht zwar nicht von Geist, eröffnet aber mit der Forderung der Existenz dunkler Energie den Weg, der uns zum Geist führen könnte.

Gerade in der heutigen Zeit treten an Menschen immer mehr Symptome auf, die die Ärzte der klassischen Medizin nicht erklären können, was ich persönlich an einer Klientin, die ich etwa 3 Monate lang im Jahr 2011 betreut hatte, feststellen konnte. Sie hatte u.a. immer wieder Lichtblitze am Körper erfahren, für die es durchaus Erklärungen gibt, die aber die klassische Medizin nicht kennt (z.B. Symptomatik einer Kundalini-Aktivität). Die Kundalini, die sich in jedem Menschen befindet, ist eine feinstoffliche Energie, die selbstverständlich Einfluss auf unseren physischen Körper haben kann. Ihr Einfluss kann u.U. zu Symptomen führen, die so manche Menschen mangels Wissen um die wahren Ursachen dazu veranlassen, beängstigende Gefühle zu bekommen, ohne dass ein wirklicher

Grund zur Angst besteht. Angesichts der stetigen Zunahme des Phänomens der kaum verstandenen Symptome (im klassischen Sinn) halte ich es für dienlich, mögliche Ursachen in dieser Fragestellung anzusprechen. Darüber kann in einem speziellen Forum weiter diskutiert bzw. können hierzu eigene Erfahrungen ausgetauscht werden, um die angesprochene Symptomatik besser verstehen zu können.

Ich habe an mir selber Dinge festgestellt, die mich vermuten ließen, dass Schmerzen auf verschiedene Arten auftreten können (detailliertere Betrachtung siehe Teil B). Ein Schmerz kann sich zum einen zeigen, wenn ich mich am Körper verletzt habe, bei einer Entzündung oder bei einer Erkrankung im klassischen Sinn. Oder er kann zum anderen wie aus dem Nichts auftreten, ohne dass ich eine Verletzung oder Erkrankung in der Jetztzeit erfahren habe. In einem konkreten Fall hatte ich über ca. 2-3 Wochen Schmerzen im Brust-Bereich. Teilweise tat ich mich schwer, zu atmen. Es kam mir der Gedanke auf, dass dies Schmerzen aus früheren Verletzungen gewesen sein könnten. Es war mir, als wäre ich in einem früheren Leben von mehreren Dolchstichen durchbohrt worden. Wenn dem so war, würde dies bedeuten, dass etwas, was ich noch mit mir herumschleppte, jetzt bereit war, ins Licht transformiert zu werden. Vielleicht sollte ich dazu sagen, dass ich seit ca. 21 Jahren Kundalini-Aktivitäten an mir wahrnehme, und dass es während dieser Zeit zu diversen Begleiterscheinungen kam, die sich u.a. in Form von vorübergehenden Schmerzen, mal hier mal da, äußerten.

In dem Fall, dass ich mich verletzt habe und dadurch einen Schmerz verspüre, sagt dies mir etwas. Dies könnte mir vielerlei sagen, was wir aber auf einen gemeinsamen Nenner bringen könnten. Dieser Nenner könnte heißen, dass wir über den Schmerz von einem Weg abgehalten werden sollten, der, wenn wir ihn auf dieselbe Weise weitergehen würden, uns vom Gewahrsein unserer wahren Göttlichkeit weiter abhalten würde. Mit anderen Worten. Wir werden über den Schmerz immer wieder gezwungen, innezuhalten, um über uns und die Welt nachzudenken/nachzufühlen und um in eine geistige Haltung zu kommen, die unser geistiges Gewahrsein weckt und die uns am Ende in den Zustand geistigen Gewahrseins bringt. Im Zustand geistigen Gewahrseins werden wir nichts mehr tun, was unserem Körper Verletzung oder Schmerz zuführen würde.

Auf dem Weg zu unserem geistigen Gewahrsein werden wir nach meiner Erkenntnis mit verschiedenen Schmerz-Phänomenen konfrontiert sein. Die eine Art von Schmerz ist so etwas wie ein Warnblinkzeichen, das uns auf den Weg zu uns selbst bringen bzw. uns daran erinnern will, dass wir vom Weg zu uns selbst etwas abgekommen sind. Sind wir auf unserem Weg der Selbstfindung so weit vorangeschritten, dass wir sehr entspannt, sehr selbst-bewusst und mit großer Zuversicht ans Tageswerk/ ,in die Zukunft' gehen, werden wir vorwiegend vielleicht nur noch mit Schmerzen der anderen Art konfrontiert sein. Zu der anderen Art von Schmerz, siehe das Beispiel, bei dem der Schmerz zwecks Transformation wie aus heiterem Himmel nochmals aufkommt.

Allein dadurch, dass wir uns der Freude hingeben, uns für die äußeren und inneren Einflüsse öffnen, wir immer mehr zum Beobachter werden und im Vertrauen unser Leben leben, machen wir uns empfänglich für höhere Energien. Wir leben in einer Zeit, in der verstärkt äußere Energien (kosmische Energien) und innere Energien einfließen. Es ist die Zeit der Energiearbeit an uns selbst, die Zeit der verstärkten Empfänglich-Machung für höhere Energien aber auch die Zeit eines verstärkten

Zusammenwirkens von Wesen unterschiedlichster Art, was generell ein Akt der energetischen Verbindung bzw. des energetischen Zusammenrückens ist. Durch diese energetische Verbindung baut sich eine harmonische Resonanz in unseren Energie-Körpersystemen auf, demzufolge sich die Energiedichte dieser Körpersysteme etwas auflöst. Indem sich die Energiedichte etwas auflöst, wird Energie frei. Die frei werdende Energie wiederum löst vorhandene Energieblockaden sowie alte Denk- und Verhaltensmuster auf und weckt Erinnerungen an vergangene Verletzungen bzw. Schmerzen, was zu kurzzeitigen Symptomen kommen kann. Wenn sie kommen, kommen sie ein letztes Mal in abgeschwächter Form in Form von Schmerz, Beschwerden, Trauer oder Depression ans Tageslicht, um dann für immer zu verschwinden. Genau diese Symptome lassen sich nicht wirklich mehr im klassischen Sinn diagnostizieren.

In der Regel brauchen wir diese Symptome oder vermeintlichen Probleme nur mit einem gewissen Lächeln anzunehmen und als Beobachter an uns vorbeiziehen zu lassen. So wie sie wie aus heiterem Himmel plötzlich gekommen sind, werden sie wie aus heiterem Himmel wieder verschwinden, auch wenn sie vielleicht 2-4 Wochen lang andauern oder gar noch kürzere Zeit. Je nach Situation können wir uns auch der Medikamente zwecks Linderung bedienen. Doch wird dies, wie wir in der Regel feststellen können, nur eine Frage recht kurzer Zeit sein.

Natürlich wird es bei den Menschen nach wie vor Symptome geben, die die klassische Medizin als schwer heilbar oder gar unheilbar ansieht. Hier wird der entsprechende Mensch nach wie vor vor der Wahl stehen (müssen), wie damit umgegangen werden soll bzw. wie er selber damit umgehen möchte.

Die Fähigkeit eines Menschen ist ein Talent, das in ihm angelegt ist, das er entweder von Geburt an innehat oder im Laufe seines Lebens zur Entfaltung bringen kann. Begabungen, Talente oder Fähigkeiten sind unabhängig von irgendwelchen erworbenen Zertifikaten oder Titeln. Dies heißt, dass uns diese Dinge andere Menschen nicht übertragen können. Wohl können andere Menschen uns bei deren Entfaltung verhelfen, sprich sie in irgendeiner Form fördern.

Vielfach werden Menschen nach ihren erworbenen Zertifikaten oder Titeln beurteilt, weil geglaubt wird, dass wir anderen Menschen nur helfen können, wenn wir irgendwelche Theorien praktisch anwenden oder Dinge, die sich irgendwie praktisch bewährt haben. Wir haben aber schon aufgezeigt, dass es in Bezug auf Erkrankung und Heilung vermutlich um ganz andere Dinge geht, als um das, was uns die Schulmedizin lehrt. *Daher braucht es Menschen, die sich über die Schulmedizin und klassische Psychotherapie erheben und besser die Zusammenhänge zwischen Geist, Seele und Körper verstehen können.*

Wir haben mittlerweile ein Wissen erlangt, das uns immer mehr zu der Erkenntnis geführt hat, dass uns nur noch ein vollkommen anderes Verstehen weiterbringt. Es ist ein intuitives Verstehen, das Verstehen mit dem Herzen. Immer mehr Menschen bringen dieses Wissen mit Weisheit zur Anwendung. Sie sind auch geschult, jedoch nicht von Menschen sondern von einem inneren Lehrer oder auch von der geistigen Welt im Einklang mit dem inneren Lehrer. Diese Menschen helfen, sofern sie es ehrlich meinen, nicht, um die Menschen in Abhängigkeit zu bringen, sondern bieten eine Hilfe zur Selbsthilfe sowie zur Selbstheilung an. Entsprechend bringt diese Art der Hilfe neue Berufe mit sich.

Neu an diesen Berufen ist, dass sie auf die energetischen Systeme des menschlichen Körpers und der menschlichen Psyche einwirken. Der Hilfe-Leistende ist dann so etwas wie ein energetischer Katalysator, um den Heilsprozess im Hilfesuchenden in Gang zu setzen, sofern jener dafür bereit ist bzw. sofern es von dessen Seele so vorgesehen ist.

Wenn zwei Menschen sich zusammentun, um in harmonische Resonanz zu treten, sprich, um sich im Geiste miteinander zu verbinden, lassen sie zu, dass in ihre Systeme Energie fließen kann. Diese Energie ist/wird dann frei, um disharmonische Energien bestimmter Bereiche des menschlichen Energiekörpersystems in harmonische Energien umzuwandeln, was immer auch mit einer Ausheilung verbunden ist. Dann erst können wir von einem wirklichen Heilsprozess sprechen.

Was sind positiven Wünschen, herzhaften Gebeten, mentalen Trainings, Geistheilungen, Handauflegungen und dgl. gemein? All dies sind energetische Aktionen, die auf uns und auf andere in dem Sinne einwirken, dass eine energetische Verbindung mit den oben angesprochenen Begleiteffekten stattfindet. In der Art der energetischen Einwirkung gibt es keine Grenze. Die Fähigkeit für solche Einwirkungen liegt in unserer aller Natur. Niemand ist davon ausgenommen. Gerade deshalb, weil in jedem Menschen jedes Potenzial innewohnt, ist jeder Mensch fähig, für sich selbst das zur Entfaltung zu bringen, das ihn gesund macht oder ihm Erfolg bringt, wenn er nicht gerade im Geiste so stark abgestumpft ist, dass ihm dies momentan (in diesem Dasein) nicht (mehr) möglich ist.

Wenn Therapeut und Klient sich im Geiste miteinander verbinden, was z.B. dann der Fall ist, wenn sich ein Vertrauensverhältnis einstellt oder wenn eine Resonanz aufgebaut wird (über Sympathie, positive Absicht, …), durchfließen bzw. durchströmen uns höhere Energien. Wenn uns höhere Energien durchströmen, können auch Bereiche in unserem Energiekörpersystem sozusagen „bestrahlt" werden, dass noch unverarbeitete Erinnerungen in irgendeiner Form ans Tageslicht kommen. Dies kann sich in Form von plötzlich auftretenden Schmerzen an bestimmten Stellen im Körper bemerkbar machen, durch Trauer, Depression oder auch durch herzhaftes Lachen. Solche Phänomene oder Symptome würde ich als sogenannte Lichtkörper-Symptome auffassen. Therapeuten, Heiler, Wegbegleiter und dgl. sollten sich dieser Phänomene bewusst sein und bereit für eine Nachbetreuung ihrer Klienten.

Ansatz für ein Konzept, diese Synergie auf praktische Weise zu erhalten.

Das Konzept könnte so ausgerichtet sein, dass es alle Grade oder Stufen der geistigen Entwicklung eines Menschen berücksichtigt. Ob wir einen Menschen betrachten, der alle Stufen durchläuft oder viele Menschen, die auf unterschiedlichen Stufen der geistigen Entwicklung sind, bleibt sich konzeptionell gleich. Auf den unteren Stufen bleibt es nicht aus, dass sich ein Mensch möglichst gesund und schadstoffarm ernährt oder medizinische Hilfen, welcher Art auch immer, beansprucht, während er auf der höchsten Stufe seiner geistigen Entwicklung z.B. tödliches Gift zu sich nehmen könnte, ohne dass es seinem Körper schaden würde. Auf der höchsten Stufe würde ein Mensch nie mehr ein Medikament oder eine Therapie brauchen. Er könnte, wenn es seinem Lebensplan entspricht, sogar ohne Nahrung auskommen.

Jeder Mensch befindet sich auf einem bestimmten geistigen Niveau oder in unterschiedlich geistiger Verstrickung, wie immer wir diese Art von Zustand bezeichnen wollen. Entscheidend ist, dass jeder Mensch seinen Zustand ändern kann und letztlich ein Niveau erreichen kann, das ihn befähigt, jede Krankheit zu überwinden bis hin, den Tod zu überwinden.

Krankheiten, Misserfolge und Probleme jedweder Art können als reine Schöpfungen aufgefasst werden, die der Mensch sich selber schafft bzw. geschaffen hat. Natürlich können auch positiv anmutende Dinge wie Gesundheit, Erfolg, Reichtum, Wohlstand und dgl. als reine Schöpfungen aufgefasst werden. Somit haben wir alle alles selbst zu verantworten.

Wir können insgesamt zu der Auffassung gelangen, dass es für jeden Menschen einen inneren Plan gibt, der ihn am Ende wieder erinnern lässt, dass er göttlich ist. Mit dieser Erinnerung wird er an die Erkenntnis herangeführt, dass er der Schöpfer seines eigenen Lebens ist und dass er in Wirklichkeit von nichts und niemand anderem abhängig ist als von sich selbst. **Es sind allein seine Gedanken und Überzeugungen, die sein Leben bestimmen, wobei zu berücksichtigen ist, dass jeder Mensch auch über höhere Bewusstsein verfügt, die sein Leben mitgestalten.** Letztlich geht es darum, dass der Mensch einen Einklang mit all seinen Bewusstseins-Teilen schafft, will er sein Leben wahrlich meistern.

Dies kann er dadurch tun, dass er sich unentwegt darauf besinnt, was sein innerer Plan (Seelenplan) ist und dass er immer mehr seiner Intuition nachgeht.

Wir können in dieser Fragestellung den Menschen grob betrachtet in vier Kategorien einteilen. Der Mensch der ersten Kategorie verlässt sich hauptsächlich auf seinen Verstand und auf die Erfahrungen aus der Vergangenheit. Weil er sich seiner geistigen Identität nicht bewusst ist und auch nicht weiß, was diese wirklich bedeutet, ist sein Leben eher auf Kampf, Abwehr, Abgrenzung und Stress ausgerichtet. Er sieht in den äußeren Dingen eine gewisse Macht. Jener befindet sich in einem recht hohen Maße in geistiger Verstrickung, weil er immer wieder erkennen muss, dass seine Überzeugungen wegen der vielen Ausnahmen nicht wirklich Bestand haben. Gestern glaubte er, dies oder jenes verstanden zu haben. Heute ist er sich darüber überhaupt nicht mehr sicher und zweifelt es an. Er pendelt ständig hin und her zwischen: 'Ich verstehe, wie das Leben ist/funktioniert' und 'Ich verstehe die Welt überhaupt nicht mehr'.

Der Mensch der zweiten Kategorie ist jener, der schon beginnt, alte Konzepte, alte Überzeugungen und alte Glaubenssätze zu hinterfragen. Jener beginnt, zu erkennen, dass es mehr gibt, als wir mit den Augen sehen und mit den physikalischen Messinstrumenten feststellen können. Jener erkennt nach und nach mehr und mehr, dass er über geistige Kräfte verfügt. Weil jener mit seiner Änderung im Denken aber noch nicht den ersehnten Erfolg sieht, ist er noch ziemlich stark am Zweifeln. Sein ersehnter Erfolg bleibt deshalb noch zum Teil aus, weil in ihm noch unbewusste Glaubenssätze und Überzeugungen verankert sind, die gerade solche Dinge bewirken, welche diesem ersehnten Erfolg im Wege stehen.

Der Mensch der dritten Kategorie hat sich über die vielen Zweifel erheben können und stellt immer mehr fest, dass sein Leben in die richtige Bahn geht. Er hat inzwischen ein Selbstbewusstsein erreicht, das ihn nicht wirklich mehr ins Wanken bringt. Sein Glaube an seine geistigen Kräfte und an seine geistige Führung ist schon zur Gewissheit geworden. Äußere Einflüsse (Strahlung, Schadstoffe, Gifte) beeinträchtigen seinen Körper nicht mehr so stark, weil sein inneres Denkprogramm sich schon recht stark auf Stabilität, Flexibilität, Ganzheit, Vitalität und Unversehrtheit gefestigt hat. Er braucht nicht mehr so sehr auf gesunde Ernährung zu achten und kann sich den

Genüssen immer unbeschwerter hingeben, ohne dass es seinem Körper schadet.

Der Mensch der vierten Kategorie hat diejenigen Überzeugungen und Glaubenssätze, die nicht seiner wahren Göttlichkeit entsprechen, ganz und gar abgelegt. Er ist sich nun seiner wahren Göttlichkeit voll und ganz gewahr und hat uneingeschränkten Zugang zu seinen höheren Bewusstseinsteilen. Er hat sich sowohl an sein wahres Sein erinnert als auch an seine Aufgabe, die er sich vorgenommen hat, hier auf Erden zu tun. Weil er in vollkommenem Einklang mit seinen höheren Bewusstseinsteilen sein Leben lebt und sich der Macht seiner Gedanken voll und ganz gewahr ist, wird er keinen einzigen Gedanken mehr hegen, der ihm sein Leben schwerer oder unangenehm macht. Im Gegenteil, er wird in jedem Moment am richtigen Ort sein, um das Richtige zu denken, sagen und zu tun. Einem solchen Menschen werden von nun an Mangel, Krankheit und Kampf der Vergangenheit angehören. Ein solcher Mensch könnte u.U. ein tödliches Gift zu sich nehmen, das ihm nicht wirklich schadet. Ob er so etwas tut oder etwas anderes oder sich dahingehend zurückhält, wird immer in Übereinstimmung mit seinen höheren Bewusstseinsteilen erfolgen. Unter Umständen hat er die Anbindung an seine Ur-Matrix auf Dauer soweit vervollkommnet, dass seine Zellen Licht als Nahrung aufnehmen können.

Nach dieser Auffassung könnte die grobe Einteilung in diese 4 Kategorien sehr hilfreich sein, um die Synergie von klassischer Medizin, alternativen Heilmethoden und alternativen Therapien voranzubringen. Denn wenn wir einen Menschen dahingehend gut einschätzen können, können wir auch entsprechende Maßnahmen empfehlen, **wobei der Mensch der 4. Kategorie quasi schon als erfolgreich austherapiert gilt.**

Wenn wir es mit einem bestimmten Menschen zu tun haben, wird dieser auf einer der 4 Stufen sein. Weil jeder Mensch sich in der Entwicklung befindet, ist davon auszugehen, dass jeder Mensch auch die Kategorien Stufe für Stufe hochklettert, wobei die 4. Stufe die höchste - also Endstufe - ist. Wo ein Mensch gerade steht, wird herauszufinden sein.

Der Mensch der 1. Kategorie wird hauptsächlich die klassische Medizin beanspruchen, auch wenn jene letztlich nur Symptome behandelt, nicht aber die wahren Ursachen. Jener Mensch wir gut daran tun, sich gesund zu ernähren und Schadstoffe zu vermeiden. Allerdings ist es in der heutigen Zeit nicht so einfach, sich gesund und schadstoffarm zu ernähren, zumal die Lebensmittel immer mehr vergiftet und bestrahlt werden und es an Nährstoffen immer mehr mangelt. Teilweise fehlt das Geld für hochwertigere Lebensmittel oder die Zeit für den eigenen Anbau, etc. Krankheiten und Missstände werden an diesem Menschen nicht wirklich behoben. Im Gegenteil, sie werden verlagert oder gar verstärkt, weil er sich quasi in einem Teufelskreis befindet. Doch irgendwann gelangt er an einem Punkt, an dem er seine Krankheit oder sein Leid nicht mehr ertragen kann und er mit seinem Latein am Ende ist. Dies ist die Chance des Umdenkens und somit die Chance, den Teufelskreis in einen Engelskreis umzuwandeln. Er beginnt, wenn er denn diese Chance nutzt, zum Menschen der Kategorie 2 zu werden.

Der Mensch der Kategorie 2 beginnt jetzt das, was sein Leben mit sich bringt, zu hinterfragen. Er fragt sich um die Bedeutung seiner Krankheit(en) und Lebensumstände und erkennt, dass er sie zumindest zum Teil mitverursacht. Er achtet jetzt mehr darauf, was Körper und Seele brauchen. In der Medizin sieht er jetzt nicht mehr so sehr das Allheilmittel und nimmt jetzt nur noch mit Bedacht Medikamente zu sich. Seine Aufmerksamkeit ist jetzt auch auf alternative Heilmethoden ausgerichtet. Allerdings erkennt er, dass selbst alternative Heilmethoden wie Akupunktur und Homöopathie nicht immer zum gewünschten Erfolg führen. Ebenso erkennt er, dass sein Umdenken auch noch nicht zum ersehnten Erfolg führt, so dass er noch hin- und hergerissen ist zwischen klassischer Medizin, alternativer Medizin und Gedankenarbeit. Je mehr er aber das Wagnis eingeht, auf seine Gedankenkraft zu bauen, desto sicherer wird er mit der Zeit, weil seine unbewussten Glaubenssätze und alten Überzeugungen an Nährboden verlieren und somit dem ersehnten Erfolg nicht mehr so sehr im Wege stehen. Er kann sehen, wie sein Leben immer mehr in die richtige Bahn verläuft. Dadurch, dass er gegen die vielen Zweifel und kleineren Rückschläge standhaft geblieben ist, kann er an sich feststellen, dass sein Glaube zur Gewissheit geworden ist. Sein Selbstbewusstsein ist jetzt so stark gewachsen, dass er nichts und niemand anderes mehr für sein Leben verantwortlich macht als sich selbst. Er hat die Stufe 3 erklommen.

Der Mensch der Kategorie 3 ist zwar noch nicht von irgendwelchen Beschwerden ganz befreit, nimmt aber nur noch ganz selten Medikamente, ob klassisch oder homöopathisch. Er sieht in den

Beschwerden nicht einmal mehr einen Grund, um sein Leben umzudenken, weil sein Umdenken ja eh schon voll und ganz im Gange ist und er eh nur noch bedacht ist, seiner Intuition zu folgen. Woher kommen aber die Beschwerden? Indem wir uns unserem Seelenplan öffnen und auch den Energien, die in unser Energiekörpersystem einströmen, kommen die restlichen unbewussten Erinnerungen, die von Schmerzen und Verletzungen geprägt sind, in abgeschwächter Form nochmals ans Tageslicht, um ausgesöhnt (geläutert) und ins Licht überführt zu werden. Damit erst können wir Vergangenes ganz und gar loslassen und auch die damit verbundenen hinderlichen Überzeugungen bzw. Glaubenssätze. Dies zeigt sich praktisch dadurch, dass gewisse Symptome kommen und gehen, ohne dass wir etwas tun. Wir lassen sie kommen und nehmen sie dankbar an in dem Bewusstsein, dass sie jetzt für immer verschwinden, wobei wir die damit verbundenen alten Erinnerungen jetzt liebevoll loslassen können, sofern sie überhaupt ins Bewusstsein treten. Manche der Erinnerungen treten beim Auflösen gar nicht ins Bewusstsein. Eine Symptombehandlung machen wir jetzt nur noch in Ausnahmefällen zum Lindern der Beschwerden. Dies werden wir intuitiv richtig machen.

Irgendwann gibt es kein unverarbeitetes Geschehnis aus der Vergangenheit mehr, das ans Tageslicht müsste, weil dann alle unheiligen Gedanken aus der Vergangenheit ausgesöhnt sein werden. Weil jetzt kein Nährboden mehr vorhanden ist für die Leugnung dessen, was wir wirklich sind, kann jetzt die Erinnerung an unser wahres Sein ans Tageslicht treten und an unseren irdischen Auftrag (wahre Bestimmung). Jetzt treten auch keine Symptome mehr wie aus dem Nichts auf und werden auch keine in der Jetztzeit geschaffen, weil wir uns hüten werden, bewusst welche zu schaffen. Sie machen einfach keinen Sinn mehr. Jetzt sind wir zum Menschen der Kategorie 4 geworden.

Der Mensch der 4. Kategorie ist erfolgreich austherapiert und ist im Einklang mit sich selbst. Weil sein Geisteszustand vollkommen gesund ist, ist auch sein Körper vollkommen gesund, gemäß dem Verständnis von 'mens sana in corpore sano', in einem gesunden Körper ein gesunder Geist.

Mögliche Maßnahmen je nach Kategorie (in Stichworten).

Kategorie 1: Medikamente, Operationen, gesunde Ernährung, bedarfsgerechte Auswahl der Nahrungsmittel (was tut dem Körper gut, was nicht), meiden von Schadstoffen + Entspannungs-Therapien (Tanz, Musik, Spiel, ...) oder/und diverse Therapien (Physio-Therapien, Chiropraktik, Osteopathie, Massagen, ...).

Kategorie 2: Wie 1 + alternative Heilmethoden (Homöopathie, Akkupunktur, Geistheilung, ...) + Anwendung der Naturheilkunde.

Kategorie 3: Wie 2 und parallel dazu Hilfen zur Selbsthilfe, zur Selbstheilung und zur Übernahme der Eigenverantwortung.

Kategorie 4: Keine Maßnahmen mehr erforderlich, weil erfolgreich austherapiert.

Hinweis. Mit dem Fortschreiten des inneren Wachstums wird der Bedarf an äußeren Hilfsmitteln (medizinisch oder sonstige Behandlungen) immer weniger. Außerdem verlagert sich der Schwerpunkt der Energieeinwirkung (Behandlung, Maßnahme oder Therapie) in Richtung der höheren Seins-Bereiche. Dies heißt, dass mit dem Fortschreiten des inneren Wachstums immer weniger die klassische Schulmedizin beansprucht wird, während die alternativen Heilmethoden bevorzugt werden. Zugleich wird immer mehr das Gefühl der Selbstverantwortung und Selbstermächtigung verstärkt, um die eigenen Probleme, wie immer diese auch aussehen mögen, nach und nach selbst lösen zu können.

Zu Geistheilungen und Heilern.

Geistheilungen, die von extern durchgeführt werden, sind m.E. so aufzufassen, dass der 'Heiler' beim anderen letztlich als Katalysator dient und lediglich den Heilsprozess im anderen in Gang setzt. Nur dann, wenn der 'Heiler' seinem Klienten seine wahre Funktion als Katalysator vermittelt, hilft er seinem Klienten, seinen weiteren Heilsweg in sich selbst zu finden. Damit gibt der Heiler dem Klienten zu verstehen, dass seine Hilfe lediglich eine Hilfe zur Selbsthilfe bzw. Selbstheilung ist/war.

Auch Therapeut, Heilpraktiker oder Arzt können als 'Heiler' aufgefasst werden, wenn sie in harmonische Weise auf energetischer Ebene einwirken. Natürlich hat jeder Mensch allein durch sein Dasein einen energetischen Einfluss, weil er lebendige Energie ist. Jedoch kann sein Einfluss je nach seiner Absicht und seiner geistigen Verfassung im anderen entweder einen bestimmten Gesundungs-Verlauf oder einen bestimmten Erkrankungs-Verlauf begünstigen, wenn der andere auf diese Beeinflussung in irgendeiner Form empfänglich ist.

Nun, der 'Heiler' (= lebendiger Heilungs-Katalysator) kann auf verschiedenen Ebenen einwirken, wobei die seelische Ebene die wirksamste Ebene der Heilung ist. Ist der Heiler fähig, auf Seelenebene einzuwirken, können Spontan-Heilungen auftreten. Auf den niedrigeren Ebenen wird die Heilung eher ein zeitlicher Prozess sein und nicht so gravierend/mächtig wie auf Seelenebene. Es kann sogar sein, dass der Heilsprozess bei Einwirkung auf den niedrigeren Ebenen kaum spürbar ist.

Das Ziel eines jeden Heilers, Therapeuten oder Lebensberaters sollte sein, seinen Klienten dazu zu bringen, nur vorübergehende Unterstützung von außen in Anspruch zu nehmen, um nach und nach durch mehr Eigenaktivität immer unabhängiger zu werden.

Generell kann etwas nicht geschehen, wenn es die eigene Geistesverfassung nicht zulässt und wenn es nicht in unseren Seelenplan passt (Gewährleistung des Ursache-Wirkungs-Gesetzes). Daher haben alle Heilungen immer mit der Geistesverfassung sowie mit dem Seelenplan der jeweiligen Beteiligten zu tun. Hierbei ist sogar zu vermuten, dass der Seelenplan hierarchisch über der geistigen Verfassung steht. Siehe dazu „verborgene, tieferliegende Ursachen" in Teil B.

Wenn jemandem ein Problem, wie z.B. ein Krankheits-Symptom, genommen werden könnte, ohne dass er einen Grund darin sehen kann, entsprechend sein Leben zu verändern, würde dies nicht seinem Seelenplan entsprechen. So also wird eine Problemlösung, wie z.B. eine konkrete Heilung, ohne einen gewissen Lerneffekt nicht möglich sein.

Zum Thema geistige Verfassung können wir unter anderem folgende Fragen stellen: „Wie groß ist das Vertrauen in unser Leben, in uns selbst und in unsere höhere Führung? Wie sehr können wir dem Glauben schenken, dass uns immer nur so geschieht, wie es unseren inneren Überzeugungen, Glaubenssätzen, Befürchtungen, Visionen und dgl.

entspricht? Wie gut gelingt es uns, in unserem alltäglichen Leben genügend Zeit für Entspannung, Ruhe und Frieden zu finden?" Siehe dazu „physiologischer Aspekt der Betrachtung von Krankheiten" in Teil B.

Nun, wer auf Seelenebene einwirken kann, weiß genau, was er zu tun hat. Er wird beim anderen nur so einwirken, dass es im Einklang mit dessen Seelenplan ist, dass es dessen Entwicklung am besten dient und dass er selber keinen Nachteil erleidet. Er weiß, dass Missbrauch von Macht zur Einbuße der eigenen Macht führen könnte.

Wer nur auf den niedrigeren Ebenen einwirken kann, wird eher seiner Intuition folgen müssen. Er wird nicht ganz frei sein von Egoismen oder/und egoistischen Motiven. Weil das Ego, neutral und ohne Bewertung betrachtet, in unterschiedlichem Maße im Spiel ist, wird das therapeutische Vorhaben mit schwankendem Erfolg gekrönt sein oder nicht immer erfolgreich oder spürbar sein. Hier gilt, dass beide Beteiligten (Heiler wie Klient) noch zu lernen haben. Es wird sich ohnehin finden, was sich gemäß dem Gesetz der Anziehung anzieht. D.h., so finden sich auch Klient und Heiler gemäß gewisser Berührungspunkte (Lernthemen), die ihnen irgendwie gemeinsam oder ähnlich sind.

Es könnte sich als sehr sinnvoll erweisen, eine Anlaufstelle zu schaffen, die möglichst viele Bereiche abdeckt, vergleichbar mit einem Therapie- oder Gesundheitszentrum. Dieses Zentrum sollte bestenfalls so konzipiert sein, dass daran alle Disziplinen abgedeckt sind, welche die angesprochene Synergie möglich macht. Das heißt, dass dies die Zusammenarbeit von Visionären, Ökonomen, Agronomen (Bereitstellung gesunder Lebensmittel), Köchen (bedarfsgerechte Zubereitung von Nahrungsmitteln), Ärzten, Visions-Trainern, Persönlichkeits-Trainern, Heilpraktikern, Natur-Heilkundlern, diversen Therapeuten (Wellness, Physiotherapie, Psycho-Therapie, ...) und (Geist)-Heilern erforderlich macht. Die Etablierung einer solchen Einrichtung kann etappenweise erfolgen, um so Schritt für Schritt die angesprochene Synergie zu erreichen und zu optimieren.

Es ist die Zeit der Zusammenschlüsse, der Gruppenbildung, der Vernetzung, der Verzahnung, der gegenseitigen Stütze bzw. Unterstützung, des gegenseitigen Aushelfens, des gegenseitigen Heilens, des Füreinander und

Miteinanders. Es ist die Zeit des aktiven Ablegens desjenigen Zeugnisses, dass wir im Geiste miteinander verbunden sind, auf dass Heilungen und sonstige Wunder geschehen, Begeisterung vielerorts geweckt wird wie auch die Erinnerung an unsere aller Verbundenheit.

B: Mögliche Ursachen von Krankheits-Symptomen und Symptomatik der neuen Zeit.

Physiologischer Aspekt der Betrachtung von Krankheiten.

In der Natur können wir ein gewisses Verhältnis zwischen Anspannung (Stress, vom Feind gejagt werden, ...) und Entspannung (in Ruhe gelassen sein, geschützt sein, spielen können, ...) beobachten. Ein Tier, das gerade von einem anderen Tier gejagt wird, befindet sich kurzzeitig in der Anspannung, bis es z.B. einen Unterschlupf gefunden hat. Im Unterschlupf oder wenn kein Feind in der Nähe ist, kann es sich wieder erholen und entspannen.

In der Natur besteht dann ein ausgewogenes gesundes Verhältnis, wenn der Zustand der (An-)Spannung die wenigste Zeit beansprucht und der Zustand der Entspannung die allermeiste Zeit anhält. In der heutigen Zeit ist bei den Menschen zu beobachten, dass der Stresszustand einen Großteil der Zeit einnimmt. Wir müssen uns ständig vor irgendetwas schützen, müssen auf der Hut sein und nehmen uns kaum Zeit für die Besinnung oder für die Muse. Wie oft jagen wir diesen oder jenen

Aktivitäten nach, diesen oder jenen Sensationen, diesen oder jenen Abenteuern. Selbst wenn wir uns bewusst entspannen wollen, kreisen unsere Gedanken ständig um Dinge bzw. Themen, die uns Probleme bereiten, Sorgen machen, hemmen, uns ärgern oder nicht wirklich entspannen lassen. Wie oft machen wir uns Sorgen um Dinge, die eh ganz anders kommen und müssen immer wieder feststellen, dass wir eine nicht unerhebliche Zeit damit verschwendet haben?

Auf der Zellebene ist festzustellen, dass die Körperzellen entweder im Wachstumszustand oder im Schutzzustand sind. Stress, Angst, Furcht, Ärger und dgl. bringen die Zellen in den Schutzzustand. In diesem Zustand können sie nicht wachsen und somit auch nicht regenerieren. Zur Regeneration brauchen sie aber die Entspannung. Dies macht verständlich, dass Dauer-Stress, viel Ärger, ständige Anstrengungen oder/und ständige Sorgen das Immunsystem unterdrücken und somit maßgeblich für einen ungesunden Zustand am Körper verantwortlich sind. Diese Haltungen haben letztlich mit dem Mangel an innerem Vertrauen zu tun. Denn sofern unser Vertrauen in uns selbst nicht groß genug ist, werden wir durch Überanstrengungen, Hektik, Kampf, Verteidigung,

Abschirmung, Stress, Ärger und dgl. das auszugleichen versuchen, was wir im Vertrauen mit Leichtigkeit erreichen würden.

So wie in der Natur ein Zustand der Entspannung überwiegt, ist ein entspannter Zustand - von seltenen und kurz andauernden Ausnahmen abgesehen - anzustreben, damit unser Körper sich in einem gesunden Zustand halten kann. Der Mangel an Vertrauen verschiebt das natürliche Verhältnis von Anspannung und Entspannung in einen Bereich, der dem Körper oder dem körperlichen Empfinden Probleme bereiten kann. Mit anderen Worten, es können sich bei einem unnatürlichen Verhältnis von Anspannung und Entspannung am Körper Phänomene bemerkbar machen, die gemeinhin als Krankheit verstanden werden. Damit haben wir einen ersten Ansatz im Verständnis von Krankheits-Symptomen.

Selbst Menschen, die sich für positiv denkende Menschen halten mögen, sind immer wieder mit Krankheiten und sonstigen Problemen konfrontiert. Woran könnte das liegen? Ich denke, dass sich einerseits jeder Mensch in unterschiedlich geistiger Verfassung befindet und anderseits einen unterschiedlichen Lebensplan hat. Dieser Plan kann Selbstkonzepte, Aufgaben oder Funktionen beinhalten, die so unterschiedlich sein können, dass wir dies nur beispielhaft erörtern können.

Ein Mensch hat sich vielleicht zur Aufgabe gemacht, ein Dasein als Verkrüppelter zu fristen, um eine Tat, die er einmal in einem früheren Leben begangen hat und die ihm leid tut, auf diese Weise ins Reine zu bringen, sprich, er will sich jetzt selbst bestrafen oder zumindest einmal die Seite eines Opfers kennenlernen. Es könnte aber auch sein, dass er zwei Seelenpartner, die jetzt sein irdischer Vater und seine irdische Mutter sind, mittels seiner Verkrüppelung dazu bringen möchte, mitfühlender zu werden, auf dass deren versteinertes Herz etwas mehr erweichen möge.

Oder die Seele eines Kindes hat sich vorgenommen, (im irdischen Sinn vielleicht zu) früh zu gehen. Beispiel einer Bekannten: Ihre 16 Jahre junge Tochter kam vor mehreren Jahren auf mysteriöse Weise um. Dass sie bald sterben würde, hatte die Tochter intuitiv schon gewusst und ihrer Familie mitgeteilt. Nur wusste sie nicht, wie sie sterben würde. Nun ist diese Bekannte in der Meditation mit der geistigen Welt ‚online‘ und hat auch stets Kontakt zu ihrer Tochter, die jetzt im Jenseits ist. Über den geistigen Kontakt hat sie von ihrer Tochter aus dem Jenseits erfahren, dass jene über das Jenseits den Menschen viel besser helfen kann als sie es hätte weiter auf Erden als Mensch tun können. Insofern ist/war es aus höherer Sicht wegen der neuen Aufgaben besser (gewesen), nicht länger auf Erden zu verweilen. Deshalb hatte ihr relativ früher Tod auch aus anderen Gründen einen gewissen Sinn.

Selbstverständlich gibt es weitere Aspekte, die wir bedenken können. Viele von uns haben uns in einem höheren Bewusstsein vor der Inkarnation eine bestimmte Aufgabe vorgenommen, die wir unbedingt in diesem Dasein ausführen möchten (Art Seelenplan), wussten aber auch um die Tatsache, dass wir in der Begrenzung Gefahr laufen, durch gewisse Dinge oder Situationen geblendet und abgelenkt zu werden, genau dies zu tun, was wir vom Innersten her tun wollen. Wie anders als durch Schaffung von Krankheiten, Hürden, Hindernissen und dgl. können wir auf den Weg geführt werden? Allerdings werden diese Situationen nicht willkürlich geschaffen, sondern sind in der Form so, dass sie interpretierbar sind. Sie sind wie eine Warnblinkleuchte, die sich dann bemerkbar macht, wenn etwas nicht in Ordnung ist, auf dass dieser Miss-Stand behoben wird (Krankheit als Wegweiser).

Dies sollten nur wenige Beispiele sein, um aufzuzeigen, dass es aus irdischer Sicht meist ganz anders aussieht, als es sich aus höherer Sicht wirklich verhält, wobei die wahre Sachlage meist im Verborgenen liegt und uns in der Regel nicht zugänglich ist. Die irdische Sicht ist täuschend und veranlasst uns nicht selten dazu, auf dieses oder jenes unverständlich zu reagieren oder darüber nicht rechtmäßig zu urteilen. Genau dies ist vielfach das Problem im Umgang mit Problemen verschiedenster Art. Die tiefere Einsicht fehlt hier meistens.

Nach meinem Verständnis gab es eine Zeit, in der wir alle einmal eines Geistes waren und uns unserer Vollständigkeit, Heiligkeit, Unversehrtheit und Großartigkeit noch voll und ganz gewahr waren. Dies war sozusagen der paradiesische Zustand. Die Idee, unsere Individualität voll und ganz auszuleben, hat uns in das Vergessen sowie in die Dumpfheit geführt. Wir können uns das so vorstellen, dass wir Körper nach unserem Geschmack geformt und mit ihnen eine Maskerade veranstaltet hatten. Wenn die Formen des Körpers nach Belieben geändert werden, heißt dies, dass die eine Form sterben muss, damit die andere geboren werden kann.

Da wir uns anfangs noch unserer wahren Identität bewusst/gewahr waren, hatten wir den Tod des Körpers nicht wirklich als einen Tod aufgefasst. Nun hatte sich mit der Zeit die Maske Körper quasi verselbständigt, weil sie sozusagen ein Eigenleben bekam, das nach und nach dazu geführt hat, dass wir vergessen hatten, dass wir selber die Urheber dieser Masken sind. Während unsere geistige Identität in den Bewusstseins-Hintergrund gerückt wurde, wurde die Körper-Wahrnehmung in den Vordergrund gerückt. Damit ging das geistige

Gewahrsein fast vollständig verloren. In der Folge hat die Idee der Individuation auch zu Konflikten, zu Verletzungen und zur Konfrontation mit dem Tod des Körpers geführt, wobei jetzt mit seinem Tod das Auslöschen des eigenen Selbst assoziiert wurde, womit die Angst geschaffen wurde.

Wir sind quasi aus dem paradiesischen Zustand herausgetreten, wie der verlorene Sohn, der sich auf dem Weg gemacht hat, um seine eigenen Erfahrungen - getrennt vom Eins-Sein - zu machen. Seine Erfahrungen waren u.a. auch mit viel Schmerzen, Irrwegen und Sackgassen verbunden. Doch irgendwann sind diese Schmerzen und die Sehnsucht nach seiner Heimat so groß geworden, dass er entschlossen hatte, nach Hause zurückzukehren.

Wir sind jetzt an dem Punkt angelangt, wo wir genug Erfahrungen im Getrenntsein gemacht haben, wo sich zugleich vieles so zugespitzt hat, dass es für viele kaum mehr auszuhalten ist. Wir sind quasi an einem Wendepunkt mit der Aufschrift: *„Bis hierher und nicht weiter"*. Die Schmerzgrenze vieler ist jetzt erreicht, so dass nun jene bereit sind, die alten Muster und alten Verhaltens- sowie Denkweisen aufzugeben. Jetzt sind wir auch soweit, um etwas mehr hinter die

Kulisse der Dinge schauen zu können und um wirklich erkennen zu können, dass nur Vertrauen (in die innere Führung sowie auf einen guten Ausgang aller Dinge), Vergebung, Hoffnung, Barmherzigkeit und Liebe unsere Erlösung bedeuten und dass diese Elemente uns verhelfen, den Weg nach Hause zu finden.

Ohne Schmerz würden wir die Dinge nicht hinterfragen, würden wir nicht über die Sinnhaftigkeit unseres Lebens nachsinnen, würden keine Motivation des Umdenkens und des „Anders-Handelns" verspüren, würde sich unser Herz nicht erweichen lassen und würden wir auch keinen Anreiz verspüren, neue Wege zu gehen. Insofern hat der Schmerz die Funktion des Wachrüttelns und nichts ist so schlecht, dass es nicht auch etwas Positives enthielte.

Wir sehen Nöte, Probleme und Krankheiten m.E. zu sehr als etwas Negatives an. In Wirklichkeit sind sie da, um abgewendet, gelöst und aufgelöst zu werden. Weil sie nicht einfach so auftreten oder aus vermeintlichen Ungerechtigkeiten dieser Welt heraus, sondern die Ursache in unserem Geist haben, sind sie uns Hinweisschilder, die uns Orientierung geben. Insofern sind sie fürwahr ein Glück für uns.

Alle Dinge in der materiellen Welt, die im Zusammenspiel miteinander existieren, sind allesamt Manifestationen, die auf einen komplexen Geisteszustand hinweisen. Und nur dieser ist die Ursache für das Zusammenspiel dieser Dinge. Alles, was sich in unserem Leben auf der materiellen Ebene abspielt, hat also die Ursache in unserem Geiste. Das Äußere ist eine reine Wirkung und weist auf unser Denken, Fühlen sowie auf unsere inneren Überzeugungen, Visionen, Konzepte und Ängste hin. Weil es auf unsere Geisteshaltung hinweist, hat es symbolischen Charakter. Daher dienen uns Krankheits-Symptome als interpretierbare Warnsignale. Insofern werden uns gemäß unserem Geisteszustand ständig Zeichen geschickt, die genau unseren Geisteszustand widerspiegeln.

Wenn z.B. gerade eine gravierende Entscheidung ansteht und wir ausgerechnet in dieser schwierigen Situation Kopfschmerzen verspüren, so hat dies uns etwas zu sagen. Vielleicht ist der Moment für eine Entscheidung nicht der richtige. Der Kopf ist der Bereich des Verstandes. Wenn wir im Zwiespalt sind, kann dieser uns regelrecht Kopfzerbrechen bereiten.

Überprüfen wir daher unser Vorhaben und versuchen, unsere derzeitige Lage in einem anderen Licht zu sehen!

Die Art eines Unfalls kann uns in unserer Lebenssituation weiterhelfen. Geraten wir zum Beispiel mit dem Auto ins Schleudern, können wir auch im übertragenen Sinne ins Schleudern gekommen sein. Auch hierin kann sich eine Warnung verbergen. *Solche Unfälle können uns vor einem noch größeren Unfall oder Unheil schützen.* Selbst, wenn wir in einen Kot getreten sind, hat dies uns etwas zu sagen. Dies kann ein Zeichen dafür sein, dass wir derzeit nicht sehr aufmerksam sind. Dieses Zeichen will uns womöglich davor warnen, den nächsten Schritt, der ansteht, nicht unüberlegt zu machen.

Wer immer wieder mit Knochenbrüchen konfrontiert ist, sollte bedenken, ob er nicht doch seinen harten und unflexiblen Weg aufgeben soll, um es mehr mit Weichheit und Flexibilität zu versuchen. Wer immer wieder auf unliebsame Situationen mit Härte reagiert und dadurch quasi mit dem Kopf durch die Wand rennen will, zermürbt sich selber. Er wird brüchig, was sich u.a. anhand von Knochenbrüchen zeigt.

Die innere und äußere (Un-)Ausgewogenheit.

Weil wir als Geist unsterblich sind sowie über der Materie stehen, haben wir die Macht, jede Krankheit zum Verschwinden zu bringen. Krankheit, Verletzung und Tod gibt es nicht wirklich. Sie beruhen nur auf einem Glauben, dass unser Körper unsere wirkliche Identität sei und wir in der Konsequenz verletzlich sowie sterblich seien. Entsprechend glauben wir, unseren Körper beschützen zu müssen oder in diesen oder jenen Situationen keinen Grund für Entspannung, Frieden, Sorglosigkeit, Freude, Liebe, Spaß und Spiel zu sehen.

Krankheit oder sonstige missliche Umstände sind Anzeichen dafür, dass das vollkommene Vertrauen in uns selbst sowie in die Welt fehlt und dass wir unserem Seelenplan nicht folgen. Dies zeigt sich in der täglichen Lebenspraxis dadurch, dass wir zu oft und zu lange in einem Zustand der Spannung sowie Belastung verweilen, was die besagten Symptome manifestieren lässt. Auch die Hemmnis, sich im Leben zu erfreuen oder den Mut dafür aufzubringen, genau das zu tun, was wir am liebsten tun würden, beruht auf einer Haltung, die nicht unserem wahren Wesen entspricht. Auch diese Hemmnis hält unsere Körperzellen in Schutzfunktion, was die Krankheit am Körper begünstigt.

Die Transformation.

Verletzungen, Erfahrungen oder Erlebnisse aus früheren Inkarnationen sind nicht wirklich vergessen. Sie sind verborgen bzw. tief in uns verankert. Weil sie als schwingende Information ständig vorhanden sind, prägen sie in irgendeiner Form unsere geistige Haltung: Abneigungen für dies, Ängste für jenes, Hemmnisse für dieses, Minderwertigkeitskomplexe in diesem oder jenem Bereich, usw., die wir u.U. aus den Erlebnissen des heutigen irdischen Daseins nicht wirklich nachvollziehen können. Die einen haben vielleicht eine Abneigung gegen die Kirche, obwohl sie keinen wirklichen Grund für eine Abneigung sehen, was daher rühren könnte, dass sie in einem früheren Leben als Ketzer oder Ketzerin von der Inquisition hingerichtet wurden. Die anderen haben ein Enge-Gefühl, wenn ihnen eine Kette um den Hals gelegt wird, was daher rühren könnte, dass sie in einem früheren Leben einmal erwürgt wurden.

Ich selber hatte über 2-3 Wochen lang Schmerzen im Brustkorb, als wäre ich von mehreren Dolchstichen durchbohrt worden. Diese Schmerzen kamen wie aus heiterem Himmel (ohne eine Verletzung), verschwanden aber wieder wie von selbst.

Wir leben in einer Zeit, in der verstärkt äußere Energien (kosmische Energien) und innere Energien (Kundalini-Energie des Menschen, höherdimensionale Energien) (ein)fließen, sei es, dass wir mit irgendwelchen Energien arbeiten oder dass wir einfach empfänglich für sie sind bzw. werden. Diese Energien führen zur Auflösung von Energie-Blockaden, was alte Denk- und Verhaltensmuster sowie Erinnerungen an vergangene Verletzungen bzw. Schmerzen nochmals aufkommen lassen kann, um dann für immer zu verschwinden.

Wenn Symptome wie aus heiterem Himmel auftreten, könnte dies also bedeuten, dass die entsprechenden inneren Einstellungen oder/und Überzeugungen (ungeläuterte Vergangenheit) nun bereit sind, ins Licht überführt zu werden, sprich, neu überdacht zu werden, auf dass wir nach und nach zu einer Geisteshaltung kommen, die einem wahren Gotteswesen, wie wir alle es sind, geziemt. Im Zuge dieser Harmonisierung wird die ungeläuterte Vergangenheit wie von selbst geläutert, wobei die Schmerzen alter Verletzungen in abgeschwächter Form und ohne wirklichen Schaden nochmals kurz aufkommen, damit sie nochmals beleuchtet werden können. Erst dann, wenn bei dieser Neubeleuchtung das frühere falsche Denken und Fühlen ins rechte Licht gerückt wird, kann es losgelassen werden. Damit wird in uns die alte disharmonisch anmutende Information in eine neue harmonisch anmutende Information umgewandelt (transformiert), was uns insgesamt in eine entspannte(re) Geisteshaltung versetzt und die Zellen unseres Körpers in den Wachstumszustand bringt bzw. in diesem Zustand halten kann.

Jetzt haben wir eine breite Palette von möglichen Ursachen für Krankheits-Symptome angesprochen, wobei sie allesamt ihre Ursache im Geiste haben. Krankheits-Symptome können auf Selbstkonzepten beruhen, die entweder etwas mit **Aufopferung oder mit Sühne (Selbstbestrafung)** zu tun haben **(Symptome oder Schmerzen der ersten Art).** Aber sie können auch damit zu tun haben, **dass sie uns auf den Weg zu unserem wahren Glück bringen wollen (Symptome oder Schmerzen der zweiten Art).** Dann wollen sie uns über den Schmerz von einem Weg abhalten, der, wenn wir ihn auf dieselbe Weise weitergehen würden, uns nicht zu unserem wahren Glück führen würde oder zum Stillen all unserer Sehnsüchte. Mit anderen Worten. Wir werden über den Schmerz der zweiten Art immer wieder gezwungen oder angehalten, innezuhalten, um über uns und die Welt nachzudenken bzw. nachzufühlen und um in eine geistige Haltung zu kommen, die uns dahin bringt, wo wir wahre Erfüllung finden. So gesehen können Schmerzen der zweiten Art ein Warnblinkzeichen sein, das uns auf den Weg zu uns selbst bringen bzw. uns daran erinnern will, dass wir vom Weg zu uns selbst gerade etwas abgekommen sind.

Sind wir auf unserem Weg der Selbstfindung so weit vorangeschritten, dass wir i.d.R. sehr entspannt, sehr selbst-bewusst und mit großer Zuversicht ans Tageswerk/ ‚in die Zukunft‘ gehen, werden wir **vorwiegend vielleicht nur noch mit Symptomen oder Schmerzen der dritten Art konfrontiert sein. Diese sind „alt-bekannte" Schmerzen,** die sich durch Einwirken innerer Energien (Kundalini-Energie, höherdimensionale Energien) und äußerer Energien (z.B. kosmische Energien) in abgeschwächter Form nochmals zeigen, um dann für immer aufgelöst (transformiert) zu werden. Dennoch ist klar zu stellen, dass wir auch auf dem Weg der Selbstfindung mit Symptomen konfrontiert werden können, die etwas mit den Anpassungsschwierigkeiten unserer Körper an die neuen Energien zu tun haben. Dies kann z.B. passieren, wenn wir versucht sind, unseren Entwicklungsprozess beschleunigen zu wollen.

Symptome der vierten Art (Anpassungs-Schwierigkeit des Körpers). Wir leben in einer Zeit, in der verstärkt Themen der Selbstfindung, Selbstheilung, Selbstverwirklichung und Selbst-Entfaltung bearbeitet werden. Damit geht einher, dass wir verstärkt mit Energien (feinstoffliche Energien, höherdimensionale Energien, kosmische Energien) konfrontiert werden. Dies sind für unsere Körper nicht selten noch ungewohnte Energien. Wenn dann diese ungewohnten Energien auf unsere Körper zu stark oder zu schnell einprasseln, kann es zu Anpassungsschwierigkeiten unserer Körper kommen. Hier haben wir es dann mit Symptomen der 4. Art zu tun, wobei hier die Kundalini-Energie des Menschen in einem nicht unerheblichen Maße am Werk sein kann. Dazu ist zu sagen, dass diese Energie in jedem Menschen ist. Sie ist eine feinstoffliche Energie, die bei den meisten Menschen in der Vergangenheit quasi ruhte und sich dadurch ganz und gar nicht bemerkbar machte. In der Zeit der verstärkten Energie-Einwirkung und der Selbstentfaltung wird diese Energie im Menschen verstärkt geweckt. Bei dem einen mehr, bei dem anderen weniger.

Unabhängig von der Stärke der Weckung hat die Kundalini-Energie die Aufgabe, alle Energiebahnen unseres Energiekörpersystems zu durchfließen. Sie löst dabei Energieblockade um Energieblockade auf und lässt die Aura mehr und mehr sich entfalten. Weil damit auch die Energiezentren (Art Sende- und Empfangs-Antennen) der Aura harmonisiert und empfänglich für höherdimensionale Energien gemacht werden, sorgt die Kundalini zugleich dafür, dass auch innere höher-dimensionale Energien einfließen können. Dies trägt zur generellen Harmonisierung des Energiekörpersystems und somit zur Blockaden-Lösung auf allen möglichen Ebenen bei. Über diesen Weg verschafft sich unser Geist einen Freiraum. Denn wenn am Ende dieses Prozesses alle Blockaden gelöst sind, kann sich unser Verstandes-Bewusstsein mit dem kosmischen Bewusstsein den Haupt-Energiekanal entlang über das Kronen-Chakra hinaus verbinden, um so die Grenzen des Verstandes aufzuheben. Insofern ist die Kundalini-Energie so etwas wie die Wegbereiterin zur Befreiung unseres Geistes.

Jetzt kann es sein, dass die Seele eines Menschen einen großen Drang verspürt, die Befreiung des Geistes voranzubringen. Hat sich das Verstandesbewusstsein (Ego) eines Menschen aber geweigert, an seiner Befreiung zu arbeiten, kann es sein, dass jetzt die Seele diese Befreiung dadurch anstößt, dass sie Situationen schafft, über die größere Mengen an Kundalini-Energie im Körper freigesetzt werden. Wenn der Mensch im Vorfeld nicht dafür gesorgt hat, dass sein Energiekörpersystem darauf vorbereitet ist, kann es sein, dass diese Kundalini-Weckung nun größere Probleme bereitet. Es kann auch sein, dass große Mengen Kundalini freigesetzt werden, wenn man unter starken Drogen steht, Meditationen bis in die Exzesse betreibt oder gar gezielt Übungen zur Kundalini-Auslösung macht.

Ist das Energiekörpersystem für eine bestimmte Stärke der Kundalini-Auslösung nicht vorbereitet, kann es zu Anpassungsschwierigkeiten unseres Körpers kommen und den Körper stark belasten: Hitzewallungen, dann wieder Frösteln, Hören von Stimmen, Gemütszustände von Himmel hoch jauchzend bis zu Tode betrübt von dem einen Moment auf den anderen, ähnliche Symptome wie die einer Schizophrenie, usw. Solche Menschen können plötzlich sehr stark Energie geladen sein und können mitunter sehr unerträglich sein. Es kann auch sein, dass solche Menschen plötzlich (für gewisse Momente) geistig umnachtet sind und an einem relativ großen Realitätsverlust leiden. Ebenso kann es vorkommen, dass sich kurzzeitig die Wirbel der Wirbelsäule oder die Organe im Körper verschieben, dass Blitze im Körper auftreten oder dass die Kundalini-Energie explosions- oder knallartig ihre Wege bahnt und das ganze Energiekörpersystem durcheinander bringt. Dies kann soweit kommen, dass kurzzeitig die Funktionen des Körpers vollkommen außer Kraft gesetzt werden (todähnliche Zustände), was zugleich mit außerkörperlichen Erfahrungen einhergehen kann. Der Mensch kann sich so über einen gewissen Zeitraum an der Kippe zwischen „Tod" und Leben befinden. Wie der Verlauf ist oder sein wird, ist nicht vorhersagbar. Hier ist wahrlich Vertrauen in höchstem Maße angesagt.

Wenn solche extreme Symptome auftreten, ist es sehr wichtig, dass man nicht gleich in Panik gerät und nicht allzu schnell versucht ist, Dinge zu unternehmen bzw. unternehmen zu lassen, die die Situationen noch verschlechtern könnten. Bei solchen Menschen ist es sehr wichtig, dass sie immer wieder aufgefangen werden, dass man ihnen große Geduld aufbringt, dass man sich um sie kümmert, aber auch, dass man ihnen die Ruhe lässt, die sie brauchen.

Die Erfahrung mit einer von mir einmal in Obhut genommenen Frau, die sowohl auf Entzug von Psychopharmaka war als auch eine Kundalini-Krise hatte, hatte gezeigt, dass man in manchen Momenten wirklich nicht mehr sagen konnte, ob solche extremen Zustände die Folgen der Entzugserscheinung oder der Kundalini-Krise waren. Es dürfte wohl bekannt sein, dass auch bei Entzugserscheinungen Menschen an die Kippe zwischen Leben und „Tod" kommen können, wie es bei einer Kundalini-Krise ebenso möglich ist.

Ich spreche von Phänomenen, für die nicht immer eine Diagnose im klassischen Sinn möglich ist bzw. bei denen Dinge mit im Spiel sind, die bislang in der klassischen Medizin weitestgehend unbekannt sind. Bei solchen Phänomenen gibt es, wenn sie ausarten, kein Patentrezept und keine Gewähr für nichts, egal zu welchen Möglichkeiten wir uns hinreißen lassen. Ob wir bei ihnen etwas unternehmen oder nicht, kann es so oder so ausgehen.

Die Verabreichung von abhängig-machenden Medikamenten wie Psycho-Pharmaka sollte hier als letztes Mittel in Betracht gezogen und ohnehin mit Bedacht durchgeführt werden. Wenn irgendwie möglich, sollten Freunde, Bekannte oder Familienmitglieder einen solchen Menschen solange in seinem gewohnten vertrauten Umfeld in Obhut nehmen, bis er sich wieder gefangen hat. Natürlich können situationsbedingt Ärzte oder Therapeuten konsultiert werden. Jedoch sollte der Weg in die Psychiatrie als letzter Ausweg angesehen werden.

Wenngleich ich hier mitunter auf mögliche Extremfälle verweise, sollte doch klar gestellt werden, dass diese nicht die Regel sind und zu den wirklich wenigen Ausnahmen zählen. Aber sie kommen nach meiner Feststellung (aufgrund von persönlichen Berichten) heutzutage doch immer wieder auf. In der Regel lassen sich die Kundalini-Erfahrungen relativ gut meistern, haben sie ja doch den Sinn, um zur Befreiung des Geistes zu kommen.

Erstaunlich ist, dass trotz der oben beschriebenen Extrem-Zustände bei den mir bekannten Fällen kein wirklicher Schaden am Körper aufgekommen ist. Gerade deshalb finde ich das Wissen um die Phänomene in Verbindung mit der Kundalini-Energie oder mit sonstigen Lichtkörper- oder Transformations-Prozessen sehr hilfreich, damit gewissen Ängsten der Nährboden genommen werden kann. Denn bei Angst laufen wir leicht Gefahr, Dinge zu unternehmen, die die Situationen noch verschlechtern könnten. **Während wir im Normalfall nichts weiter tun müssen, als geschehen zu lassen und auszuhalten, gilt es bei Extremfällen natürlich auszuloten, wie weit wir unser Leben in die Hände Gottes legen**

oder/und in die Hände von Ärzten und Therapeuten.

Zu meiner persönlichen Kundalini-Erfahrung siehe:

http://www.amazon.com/Persoenliche-Erfahrung-Kundalini-Energie-spirituelle-Hintergruende-ebook/dp/B01BIHNUCI/ref=sr_1_3?s=digital-text&ie=UTF8&qid=1457023336&sr=1-3

Hinweis. Im Verständnis von Krankheits-Symptomen dürfte auch die Germanische NEUE MEDIZIN® sehr aufschlussreich sein. Diese Medizin wurde von Ryke Geerd Hamer entwickelt und basiert auf 5 empirisch gefundenen Biologischen Naturgesetzen. Gemäß dieser Medizin sollen alle Krankheits-Symptome nach diesen 5 Biologischen Naturgesetzen verlaufen. Die Entstehung und das Verschwinden von Symptomen werden jeweils als Teil eines normalerweise zweiphasigen „Sinnvollen Biologischen Sonderprogramms der Natur" (SBS) angesehen. Nach Ryke Geerd Hamer ist der Auslöser einer jeden sog. Krankheit immer ein Biologischer Konflikt, ein hochdramatisches Schockerlebnis, das DHS (Dirk-Hamer-Syndrom) genannt wird.

Nach meinem Verständnis liefert die Germanische NEUE MEDIZIN® einen guten Ansatz im Verständnis von solchen Krankheits-Symptomen, die sich in Verbindung von konkreten Konflikt-Situationen resultieren. Dennoch denke ich, dass diese Medizin nicht alle Symptome erklären oder abdecken kann. Die Symptome, die sich aus dem Sinnvollen Biologischen Sonderprogramm der Natur ergeben, würde ich als Symptome der zweiten Art ansehen.

Zusammenfassung (Teil B).

Schwerwiegende Symptome, welche die klassische Medizin z.B. als unheilbar ansieht oder die etwas mit Verkrüppelungen zu tun haben, könnten u.a. auf die angesprochenen Selbst-Konzepte oder Selbst-Bestrafungen zurückzuführen sein, die u.U. über mehr als eine Inkarnation hinweg aufrechterhalten bleiben. Dies hängt natürlich davon ab, wie lange die Seele eines Menschen ein solches Selbst-Konzept aufrechterhalten will.

Schwere bis mittelschwere Symptome könnten schon gewisse Wachrüttler sein, um uns auf den von der Seele vorgesehenen Weg zu bringen. Hier hat die Seele vielleicht schon eine höhere Reife erlangt, um jetzt primär die Erlösung als Ziel anzustreben. Die Seele bedient sich der Schaffung von Schmerzen bzw. Problemen vielleicht nur noch aus der Motivation heraus, um uns auf diese Weise von unserem selbstzerstörerischen Weg abzubringen (indem sie Warnzeichen schickt). Dazu können wir auch Schicksalsschläge zählen, die uns u.U. zu einer ganz anderen Lebenshaltung zwingen bzw. bringen wollen. **Die erstrebenswerte (neue) Lebens-Haltung wird etwas mit Vertrauen, Loslassen, Liebe, Verständnis, Barmherzigkeit, Freude, Spaß und Spiel zu tun haben.**

Diejenigen, die schon mehr Vertrauen in das/ihr Leben gewonnen haben sowie mehr Ihrer Intuition folgen, werden mit Symptomen und Problemen konfrontiert sein, die eher der dritten Art sind, manchmal auch der 4. Art sein können. Dies heißt, es werden fast nur noch alte verborgene Verletzungen sein, die sich abgeschwächt nochmals in Form verschiedener Symptome melden, um aber dann für immer zu verschwinden.

Natürlich können und werden auch die spirituell fortgeschrittenen Menschen straucheln, weil auch sie noch versucht sind, sich von Dingen leiten zu lassen, die sie aus der Bahn werfen. Damit können kleinere Verletzungen, Unfälle oder Krankheiten einhergehen, die wir schnell wieder ausbügeln oder ausheilen können. Diese dienen dann als Hinweisschilder etwa mit der Aufschrift: „Nur ruhig! Halte inne und komme zurück in Deine Mitte! Hab Vertrauen und tue alles nur mit Bedacht bzw. aus Deiner inneren Intuition heraus".

Die Zeit der Selbstfindung, Selbstheilung, Selbstverwirklichung und Selbstentfaltung lässt uns mit unserem göttlichen Naturell wieder etwas mehr in Berührung kommen. Damit geht aber auch einher, dass wir verstärkt mit Energien (feinstoffliche Energien, höherdimensionale Energien, kosmische Energien) konfrontiert werden und immer mehr aufgefordert sind, mit ihnen umgehen zu lernen. Bei dieser Berührung werden die höherdimensionalen Energien in unser Energiekörpersystem eingeleitet. Dies wiederum hat zur Folge, **dass der sogenannte Lichtkörper-Prozess in Gang kommt, der auf den niedrigeren Ebenen des Energiekörper-Systems eine Umstrukturierung oder Neugestaltung** bewirkt, was wir als Metamorphose- oder Transformations-Prozess auffassen können.

Sofern diese Energie-Einwirkungen zu schnell oder zu heftig vonstattengehen, kann es sein, dass wir mit unseren Körpern Anpassungsschwierigkeiten bekommen, was sich in Form von Müdigkeit, Abgeschlagenheit oder auch in Form von körperlichen Beschwerden unterschiedlichen Ausmaßes bemerkbar machen kann. Diese Symptome sind Begleit-Erscheinungen dieser Anpassungs-Schwierigkeiten aufgrund des **Transformations- oder Metamorphose-Prozesses**, der im Zuge dieser Selbstfindung wie von selbst läuft.

Begleiterscheinungen gibt es auch bei verschiedenen therapeutischen Anwendungen wie Akupunktur, Akupressur, Massagen, Physio-Therapien und anderen Therapien sowie bei Geistheilungen, weil es hier allgemein zu Blockaden-Auflösungen kommen kann. An dieser Stelle sollte nochmals betont sein, dass die Symptome der 3. und 4. Art Phänomene sind, die sich im klassischen schulmedizinischen Sinn nicht wirklich diagnostizieren lassen. Jene Symptome können mitunter zwar heftig sein, stellen aber in der Regel keine Gefahr für unseren Körper dar und verschwinden relativ schnell wieder. D.h., sie zeichnen sich insbesondere dadurch aus, dass sie plötzlich wie aus heiterem Himmel auftauchen und relativ schnell wieder verschwinden, ohne dass sie behandelt werden müssen. Die Symptome, mit denen ich persönlich bis dato zu tun hatte und die ich in die Kategorie 3 oder 4 einordnen würde, dauerten maximal 3-4 Wochen lang an, verschwanden aber meist nach wenigen Tagen oder Stunden. Damit diese Symptome im Ausmaß nicht so stark auftreten, ist es bei Energiearbeiten hilfreich, mit Bedacht mit den höheren oder höherdimensionalen Energien umzugehen und sich stets zu erden, was z.B. mit der sogenannten 4-Körper-Erdung erreicht werden kann.

Unser letztendliches Ziel dürfte die Befreiung unseres Geistes sein. Je näher wir zu diesem Ziel hinkommen, mit desto machtvolleren Energien haben wir es zu tun. Umso größer ist auch die Herausforderung, mit diesen Energien meisterlich umgehen zu lernen, auf dass es unserer geistigen Entwicklung und Entfaltung am besten dienlich ist. In diesem Sinne wünsche ich uns allen ein gutes Händchen bei unseren Entscheidungen für all unsere Unternehmungen sowie ein weises Erkennen für das, was auf uns in der neuen Zeit zukommen mag.

C: Anregungen zum Finden seines eigenen Ehren-Codex.

Wir sind gewohnt, uns nach Normen, Richtlinien, Geboten, Verordnungen und Gesetzen zu richten, ohne vielleicht hinterfragt zu haben, ob diese Vorgaben wirklich die richtigen Mittel für ein freies Miteinander sind. Sicherlich haben diese Vorgaben bislang ihre Berechtigung gehabt, um eine gewisse Ordnung unter den Menschen zu gewährleisten. Doch denke ich, dass ab einer gewissen Reife des Menschen angesagt ist, sich von den festgesetzten Vorgaben nach und nach zu lösen, um mehr und mehr seinen eigenen Gefühlen, der inneren Weisheit und den inneren Impulsen zu vertrauen. Weil unsere innere Weisheit die wahren Gesetzmäßigkeiten für ein freies und unbeschwertes Dasein kennt, werden wir, sofern wir uns von ihr führen lassen, ein solches Dasein auch gewährleisten können.

Da ich mich zurzeit eingehend mit dem Thema Heilung beschäftige und mich zum Teil in der Funktion als Bioenergie-Therapeut sehe, suchte ich u.a. nach einem Codex für Ärzte, Therapeuten und sonstige im Heilwesen Wirkende, der geeignet ist, uns gegenseitig zur geistigen Unabhängigkeit zu verhelfen sowie unser aller geistiges Potenzial entfalten zu lassen. Zu dieser Unabhängigkeit können wir aber nur gelangen, wenn jeder für sich seinen eigenen Codex findet, in welcher Funktion er sich in diesem Dasein auch sehen möchte (als Arzt, Therapeut, Lehrer, Erzieher, Klient, Patient, Schüler, Lernender, Suchender, ...). Denn jedem freien Wesen, das wir ja alle sind, ist natürlich selber überlassen, nach welchem Codex er sein Leben ausrichten möchte.

Zum Finden seines eigenen Codex gibt und gab es (schon) viele gute Anregungen/Ansätze, wie z.B. Immanuel Kants kategorischer Imperativ, Eid des Hippokrates, Genfer Gelöbnis (Genfer Deklaration des Weltärztebundes), Therapeuten-Codex (von Peter Orban), Codex Alimentarius, Codex Medicamentarius und dgl. Dennoch hat jeder, der seinen eigenen Codex finden möchte, selber herauszufinden, mit welchen Ansätzen er am besten in Resonanz gehen kann. In diesem Sinne sei dieser Teil C gedacht: Als diesbezügliche Anregung.

Wie wir erfahren haben, weist die tiefere Bedeutung des Begriffes "Medikament" darauf hin, dass in jedem Menschen ein innerer Heiler ist (wirkliches Medikament), welcher der wirklichen

Heilung fähig ist. Dieser Heiler verfügt über Weisheit, die wir uns durch Anrufung verfügbar machen können bzw. indem wir uns mit ihr verbinden.

Unter diesem Hintergrund seien nachfolgende Punkte zu sehen, die, wie ich glaube, uns gegenseitig zur geistigen Unabhängigkeit verhelfen können. Oder anders ausgedrückt, wäre ich selbst in der Funktion als Arzt, Therapeut oder als ein sonstiger im Heilwesen Wirkender, würde ich mich genau diesen aufgeführten Punkten anschließen:

1. **Der Arzt/ Therapeut zielt seine Behandlung, Anwendung bzw. Therapie darauf ab, den Patienten/ Klienten unabhängig von sich zu machen.** Sprich, er bietet in erster Linie eine Hilfe zur Selbsthilfe an und versucht alles, um die Ursachen der Symptome seines Patienten/ Klienten erkennen zu lassen, um dessen Selbstheilungskräfte zu mobilisieren sowie um dessen Selbstvertrauen zu stärken. Dies bedeutet, dass der Arzt/ Therapeut zusammen mit dem Patienten/ Klienten nach den Ursachen seiner Symptome sucht, auf dass jener sie erkennen kann. Der Arzt/ Therapeut übermittelt idealerweise dem Patienten/ Klienten das Gefühl, dass in jenem selbst die Lösung seines

Problems ist, sprich dass er sein Problem selber lösen kann.

2. **Medikamente im pharmazeutischen Sinn oder/und Anwendungen bzw. Behandlungen, welcher Art auch immer, sollten immer als vorübergehende Hilfsmittel angesehen werden, bis der Klient/ Patient die wirkliche Ursache seiner Symptome erkannt hat.** Medikamente im pharmazeutischen Sinn oder bestimmte Anwendungen bzw. Behandlungen können Symptome nicht wirklich ausheilen, allenfalls lindern. Wirkliche Symptomauflösung ist nur über die Ursachenlösung möglich. Bei ausschließlicher Symptom-Behandlung – also ohne Ursachen-Lösung – wird mit hoher Wahrscheinlichkeit eine Symptomverlagerung erreicht, was keine wirkliche Heilung ist, und somit eine Teufelsspirale eingeleitet. Diese Spirale kann nur durch eine Ursachenlösung durchbrochen werden.

3. **Das Überreichen von Diagnosen an den Patienten/ Klienten vermittelt dem Patienten/ Klienten das Gefühl, er sei krank, anstatt, dass es ihm zu verstehen gibt, dass es für seine Symptome eine Ursache gibt, die von**

ihm selbst geändert werden kann. Das Gefühl von krank sein oder eine bestimmte Krankheit zu haben, ist ein Gefühl von Hilflosigkeit. Es hindert den Menschen daran, in die Selbstverantwortung zu gehen. Stattdessen fühlt er sich von „dem Mann/ der Frau im weißen Kittel" abhängig. Hingegen führt das Wissen darum, dass es für jedes Symptom eine Ursache gibt, die in sich selbst zu suchen ist, dazu, dass der Mensch selbst Hand anlegt, um die Ursachen zu ergründen. Damit wird er in die Selbstverantwortung geschickt.

4. **Der Arzt/ Therapeut kann bei der Heilung bzw. Genesung des Patienten/ Klienten folgende Schlüsselfunktionen innehaben:**

    - Er setzt quasi in der Funktion eines Katalysators im Patienten/ Klienten die Selbstheilungskräfte in Gang, was z.B. über die Schaffung eines Vertrauensverhältnisses, über die Sympathieweckung, über ein positives Zusprechen oder/und über eine sonstige energetische Einwirkung, z.B. über eine bestimmte Heiltechnik, möglich ist.

    - Er verhilft dem Patienten/ Klienten, Zugang zu dessen inneren Weisheit/ Wissen zu bekommen, auf dass jener den Grund seiner Symptome/Probleme erkennt.

- Er verordnet Maßnahmen zur Symptom-Linderung oder führt diese selbst durch mit dem Hintergrund, den Klienten/Patienten zugleich zu ermutigen, nach den wahren Ursachen seiner Symptome zu suchen.

- Bei einer Symptomatik wie Knochenbruch werden selbstverständlich Maßnahmen angeordnet oder durchgeführt, die die Selbstheilungskräfte auf möglichst optimalem Weg wirken lassen. Hier muss dem Patienten/ Klienten zu verstehen gegeben werden, dass die Maßnahme (z.B. Gips anlegen) selbst keine Heilwirkung hat, sondern dass die eigentliche Heilung in ihm selbst erfolgt.

- Bei der Entscheidung, welche Maßnahmen zur Linderung von Symptomen in Betracht kommen, hat der Arzt/ Therapeut herauszufinden, an welche der Klient/ Patient am meisten Vertrauen hat oder gewinnen kann. Damit wird die Verantwortung nicht allein auf den Arzt/ Therapeuten abgewälzt sondern wird dem Patienten/ Klienten die Mitverantwortung übertragen.

5. **Es ist eine Synergie aller Disziplinen im Heilwesen anzustreben.** Diese richtet sich nach dem Kenntnisstand der Hilfeleistenden einerseits und nach dem Verständnis des Patienten/Klienten andererseits. Fühlt sich ein Hilfeleistender in einer bestimmten Fragestellung nicht kompetent genug oder hat er gewisse Zweifel an seiner Behandlungs-Methode, versteht sich von selbst, dass ein Fach übergreifender Austausch gesucht wird. Kommen unterschiedliche Behandlungs-Methoden in Frage, sollte diejenige gewählt werden, an die der Patient/ Klient am meisten Vertrauen schenken kann.

6. **Die Grundidee dieser Synergie ist, dass prinzipiell jede Form der Therapie, Behandlung oder Anwendung bei fach-gemäßer und gewissenhafter Durchführung ihre Berechtigung hat**, wobei mit dem Patienten/ Klienten zusammen heraus-zuarbeiten ist, welche Therapie, Behandlung oder Anwendung die beste Aussicht auf Erfolg bei der Linderung der Symptome hat. Dies erfordert, dass die Hilfeleistenden der unterschiedlichen Sparten untereinander im Austausch auf gleicher Augenhöhe sind und

gemeinsam entsprechend ihrem Kenntnisstand nach der besten Lösung suchen. In den folgenden Punkten 7 und 8 wird noch erörtert, wie die beste Lösung gefunden werden kann.

7. **Jedes Gesundheitszentrum sollte versucht sein, eine möglichst breite Palette von Hilfeleistenden nach Maßgabe der vorangegangenen Punkte in den Dienst zu stellen, um so eine Komplementärmedizin anzubieten sowie die angesprochene Synergie voranzutreiben.** Das heißt, dass dies die Zusammenarbeit von Visionären, Ökonomen, Agronomen (Bereitstellung gesunder Lebensmittel), Köchen (bedarfsgerechte Zubereitung von Lebensmitteln), Ärzten, Visionstrainern, Persönlichkeitstrainern, Heilpraktikern, Naturheilkundlern, diversen Therapeuten (Wellness, Physiotherapie, Psychotherapie, ...) und (Geist-)Heilern erforderlich macht. Die Etablierung einer solchen Einrichtung kann etappenweise erfolgen, um so Schritt für Schritt die angesprochene Synergie zu erreichen und zu optimieren.

8. **Es ist eine Einfachheit trotz Komplexität anzustreben.** Der ganzheitliche Ansatz des

amerikanisch-israelischen Medizinsoziologen Aaron Antonovsky, der Pathogenese die sogenannte Salutogenese als Konzept gegenüberzustellen, geht sicherlich in die richtige Richtung: siehe:

http://www.bzga.de/botmed_60606000.html

Kurze Anmerkung dazu: Aaron Antonovsky kritisiert eine rein pathogenetisch-kurative Betrachtungs-Weise und bietet in Ergänzung dazu eine salutogenetische Perspektive an, die statt nach Krankheitsursachen und Risiko-Faktoren vorrangig danach fragt, warum Menschen gesund bleiben.

Ebenso ist das Konzept von Ryke Geerd Hamer (Neue Deutsche Medizin®) aus meiner Sicht sehr aufschlussreich: siehe:

http://www.neue-medizin.de/index.html

Dennoch sollte bei den genannten Ansätzen berücksichtigt werden, dass jeder Mensch individuell ist und individuelle Themen, Probleme, Einstellungen und dgl. hat. Sofern wir uns also auf die innere Weisheit eines jeden Menschen berufen, vereinfacht sich alles auf optimale Weise (Stichworte: dem Lebensplan folgen, auf die innere Führung hören, das Lebensthema annehmen, die inneren

Sehnsüchte und Impulse befriedigen, dem wahren göttlichen Naturell nachgehen, ...).

9. **Es wird die Auffassung vertreten, dass das letztendliche Ziel eines jeden Menschen ist, seiner wahren Bestimmung, Berufung und Aufgabe zu folgen.** Der Mensch, der dieses erreichbare Ziel erreicht hat - und auf dieses kann jeder Mensch, so er des selbständigen Denkens fähig ist, hinarbeiten - kann sich als heil und frei von Angst betrachten.

10. **Nach dieser Auffassung entspricht jede Situation, in der sich ein Mensch befindet, genau seiner individuellen (Un-)Be-wusstheit.** Der Weg ist quasi von der Unbewusstheit (Zustand, in welchem sich ein Mensch sich seiner wahren Göttlichkeit (noch) nicht gewahr ist) in die bewusste Bewusstheit (Zustand, in welchem sich der Mensch seiner wahren Göttlichkeit gewahr ist). Der Mensch, der sich seiner wahren Göttlichkeit gewahr ist, kann seinem wahren göttlichen Naturell folgen, kann seine inneren Sehnsüchte/ Impulse befriedigen, ist frei von Angst und kann immer ganz entspannt seinem Tageswerk nachgehen. Die Ausbildung von Krankheits-Symptomen macht bei einem solchen Menschen keinen

Sinn, ist er ja in vollkommenem Einklang mit sich und der Welt. Die Ausbildung solcher Symptome sind in erster Linie, wenn nicht sogar ausschließlich, als Warnschilder oder Hinweisschilder aufzufassen, um uns auf denjenigen Weg zu bringen, der wahre Erfüllung, Freiheit, Zufriedenheit, Glückseligkeit sowie die Rückerinnerung dessen, wer wir in Wirklichkeit sind, mit sich bringt.

11. **Therapeut oder Arzt können sich selbst als Patient/ Klient im höheren Sinn verstehen, sofern sie sich ihrer Göttlichkeit (noch) nicht gewahr sind.** Solange sie sich dessen nicht gewahr sind, haben auch sie mit Problemen, Krankheits-Symptomen und Konflikten zu tun. Nur eine solche Interaktion des Therapeuten bzw. Arztes mit seinen Klienten bzw. Patienten, die darauf abzielt, sich mit seinem Gegenüber in innere Verbindung zu treten, um der inneren Weisheit eines jeden Beteiligten Gehör zu verschaffen, führt zu einer psycho-energetischen harmonischen Reso- nanz. Diese harmonische Resonanz wiederum kann dazu führen, dass Heilung erfolgen kann oder/und eine Rückerinnerung dessen, wer wir

sind. Von dieser Resonanz profitieren selbstverständlich auch Therapeut und Arzt.

12. **In Bezug auf wirkliche Heilung ist es nicht so sehr entscheidend, welche konkrete Maßnahme, Therapie oder Behandlung verordnet oder durchgeführt wird. Entscheidend ist vielmehr, ob eine Resonanz bzw. eine Harmonisierung im Energie-Körpersystem aufgebaut werden kann.** Entscheidend ist also die Absicht, in liebevoller Weise gemeinsame Wege zu finden, die unter Anrufung des inneren Heilers/ der inneren Weisheit jeden Beteiligten in die Selbstständigkeit und Unabhängigkeit schickt. Wenn Therapeut und Arzt für den Klienten/ Therapeuten am Ende überflüssig werden, sind beide Partner frei. Jemand, der ganz unabhängig und frei sein möchte, kann dies nie erreichen, wenn er andere von sich abhängig macht (siehe Punkt 1). Das Ausbleiben oder/und das Schwanken bzw. die nicht Reproduzierbarkeit von Heileffekten ist vermutlich darauf zurückzuführen, dass es nicht immer zu einer harmonischen Resonanz zwischen Arzt/ Therapeut und Patient/ Klient oder auch zwischen Patient/ Klient und seiner

Situation kommt. Gründe dafür, dass eine Resonanz nicht aufgebaut werden kann, können beispielsweise sein,

- dass das Überreichen von Diagnosen an den Hilfesuchenden dem Hilfesuchenden Angst einjagt (Punkt 3),
- dass ein Misstrauens-/Antipathie-Verhältnis zwischen dem Hilfeleistenden und dem Hilfesuchenden besteht oder aufgebaut wird,
- dass das ungute Gefühl im Hilfesuchenden aufgrund seiner Situation nicht in ein vertrauensvolles Gefühl umgewandelt werden kann,
- ...

Natürlich kann es auch sein, dass eine gewisse Heilung dann nicht erfolgt, wenn sie nicht im Einklang mit der geistigen Verfassung oder mit dem Seelenplan des Hilfesuchenden steht, weil der Hilfesuchende durch eine etwaige Heilung sein Lebenskonzept nicht ändern würde.

13. **Zu guter Letzt sind die Probleme des Patienten/ Klienten nicht getrennt von den Problemen des Arztes/ Therapeuten selbst zu sehen.** Das Aufeinandertreffen beider Seiten bietet letztendlich für beide Seiten die

Chance der Heilung, der Erlösung, der Entfaltung des geistigen Potenzials bis hin zur vollständigen Rückerinnerung an das, was wir wirklich sind.

Hinweis zu den Ursachenlösungen: Es ist vielleicht auch nicht einmal so wichtig, immer zu wissen, was die <u>genauen</u> Ursachen unserer Probleme sind. Oft genügt es, einfach nur zu wissen, dass manche Symptome Teil eines allgemeinen Läuterungsprozesses sind, der uns mehr und mehr an unsere wahre Göttlichkeit heranführen möchte. Oder/und es genügt zu wissen, dass viele Symptome oder Probleme auf Lebenskonzepten beruhen, die nicht im Einklang mit unserer göttlichen Natur sind. Wenn wir dann im Gegenzug unser Lebenskonzept in Einklang mit unserer wahren Natur bringen, verschwindet eine große Zahl der Symptome oder Probleme - wenn nicht sogar alle. Insofern ist es meist besser, sich auf unsere wahre Natur bzw. auf unseren inneren Wesenskern (Medi[cament]um = Medikament, Mitte) zu besinnen sowie danach zu handeln zu versuchen, als unbedingt die Ursachen spezieller Probleme ausfindig zu machen. **Nochmals:** *Meist*

ist es besser, alte Denk- und Verhaltensmuster einfach nur hinter uns zu bringen und ein Leben nur noch nach den inneren Impulsen bzw. im Einklang mit unserer göttlichen Natur zu leben zu versuchen. Also, es ist meist besser, einfach zu leben, anstatt ständig nachzugrübeln, abzuwägen und Probleme zu wälzen!!!

Die Grundideen dieses Codex lassen sich auch auf alle anderen Lebens-Bereiche wie Schule, Erziehung und Partnerschaften anwenden, weil es sich überall um dasselbe geistige Prinzip handelt. Dein Problem ist nicht getrennt von meinem Problem, egal, ob ich Lehrer bin oder Schüler, Arzt oder Patient, Therapeut oder Klient. In allen Fällen gehen wir eine Beziehung ein, die immer die Chance der Heilung, der Erlösung, der Entfaltung des geistigen Potenzials bis hin zur vollständigen Rückerinnerung an das, was wir wirklich sind und daran, dass wir alle miteinander verbunden sind, eröffnet.

Dass wir alle miteinander verbunden sind und dass alles mit allem zu tun hat, ist letztlich ein quantenphysikalisches Ergebnis. Denn wenn aus quantenphysikalischer Sicht in jedem noch so kleinen Teilchen das Ganze steckt, muss es eine

Verbindung von allem mit allem geben. Daher können wir unsere Probleme nicht getrennt von den Problemen des anderen sehen. **Wenn wir also in der Interaktion mit dem anderen das Gefühl von Trennung** („ich bin mehr wert als du; ich bin wissender als du; dein Problem ist nicht mein Problem; ich stehe über dir; …") **in ein Gefühl des „Verbunden-Seins"**, in ein Gefühl, einander Brüder und Schwestern zu sein, in ein Gefühl, dass in jedem von uns alles Potenzial für unser Heil und unsere Unabhängigkeit steckt oder/und in ein Gefühl, wir gehören zusammen und gehen einem gemeinsamen Ziel entgegen, **umwandeln, kann Heilung geschehen.** Diese Umwandlung, mit der immer auch eine liebevolle, respektvolle und Ehre erweisende Haltung dem anderen gegenüber einhergeht, kann auf allen Ebenen des Lebens erfolgen. Weil diese Umwandlung harmonischer Art ist, ist das Resultat immer Heilung, Problemlösung (Erlösung) oder/und Glück bringend.

In jedem Mensch ist innere Weisheit. Wenngleich sie in vielen von uns (noch) verborgen liegen mag, wartet sie darauf, dass wir uns gegenseitig helfen bzw. unterstützen, sie für uns nutzbar zu machen bis hin uns ihrer vollkommen gewahr (bewusst) zu werden. Ebenso ist in jedem

Menschen ein innerer Heiler, der genauso darauf wartet, sich in uns voll und ganz entfalten zu können. Uns einander Hilfe/Stütze zu sein, dass dies alles geschehen kann, könnte ein gemeinsames Ziel sein. Und so könnte solch ein Codex dafür dienlich sein, dass wir uns immer wieder an dieses gemeinsame Ziel erinnern (können).

*Wer sich um die Verantwortung seiner selbst
sowie seiner Mitmenschen gegenüber
bewusst sein will,
mag sich im Zweifelsfalle immer fragen,
nach welchem Codex er sich richten möchte.*

Immer mehr Menschen wissen um die Wirkung geistiger Energien über die unsichtbaren feinstofflichen Ebenen auf die sichtbare grobstoffliche Ebene, bekommen darin immer mehr Einblicke und erfahren an sich Heilungen. Sie entfalten Talente und Gaben, die sie mit zunehmendem Erfolg bei sich selbst und anderen Menschen anwenden, woraus sich neue Berufe im Heilwesen (Bereich der Bioenergetik, Psychoenergetik, Geistheilung usw.) heraus-kristallisieren.

Gerade in der heutigen Zeit, in der die Menschen im Maßstab der klassischen Medizin immer kränker, immer unzufriedener und gebrechlicher werden und die Medizin, ob klassisch oder auch alternativ, an ihre Grenzen stößt, schreit der Markt nach neuen Berufen. Es erschließt sich wie von selbst ein neuer Markt. Dieser ist dabei, bekannt zu werden und sich immer mehr zu etablieren. Füllen wir diese Marktlücke aus und packen wir diese Gelegenheit mit etwas Mut am Schopfe!!!

Es dürfte nun auch etwas klarer geworden sein, dass wir in der Tat Lösungen zu unserer wahren Befreiung haben. Dazu braucht es das übergreifende Zusammenwirken aller Disziplinen nicht nur im Heilwesen sondern auch bei den Wissenschaften. All diese Disziplinen können Sprungbrett zu unserem Ur-Wissen bzw. zur Anbindung an unsere Ur-Matrix (Blaupause) dienen. Sie werden ein solches Sprungbrett aber nur dann sein können, wenn sie nicht in Gegenposition zueinander gebracht sondern in eine Synthese überführt werden.

Das Ergebnis dieser Synthese wird sein, dass die Anbindung des Menschen an seine Ur-Matrix (Blaupause), erleichtert werden kann, was mit seiner Befreiung einhergeht. Meiner Einschätzung nach könnte die Keshe-Blueprint-Technologie (siehe Quellenangabe) in Bezug auf die Anbindung an die Blaupause eine gute Möglichkeit für eine solche Erleichterung darstellen. Sicherlich werden hier noch einige Erfahrungen gesammelt werden (müssen), um sich des Ausmaßes besseres bewusst sein zu können.

Auch ist es denkbar, dass mittels Hochpotenzen der Homöopathie und weiteren alternativen Heilmethoden das Tor zur Blaupause geöffnet werden kann. Entscheidend dürfte hierbei die Tatsache sein, wie rein die Absichten des entsprechenden Therapeuten, Heilpraktikers, Arztes oder Geistheilers und natürlich die des Hilfesuchenden sind oder/und ob diese Öffnung im Seelenplan des Hilfesuchenden vorgesehen ist.

Nichts desto trotz sollte immer darauf bedacht sein, jedwede Hilfsmittel als vorübergehend zu betrachten. Sie selbst können nur Sprungbrett zu unserer wahren Befreiung sein. Denn wahre Freiheit bedeutet immer, unabhängig von anderen sowie von irgendwelchen Hilfsmitteln oder äußeren Dingen zu sein. Wahre Befreiung ist also immer ein innerer Prozess, der sich u.a. anhand des Kundalini-Prozesses manifestiert. **Die Kundalini-Energie dürfte bei unserem Befreiungsprozess eine Schlüsselrolle spielen.** Und da sie eine Körper eigene Energie ist, hat sie automatisch mit dem inneren Befreiungsprozess zu tun. Ansonsten wäre sie nicht das, was sie ist.

Das letztendliche Ziel eines jeden Menschen dürfte die Befreiung seines Geistes sein. Je näher wir zu diesem Ziel hinkommen, mit desto machtvolleren Energien haben wir zu tun. Umso größer ist auch die Herausforderung, mit diesen Energien meisterlich umgehen zu lernen, auf dass es unserer geistigen Entwicklung und Entfaltung am besten dienlich ist. In diesem Sinne wünsche ich uns allen ein gutes Händchen bei unseren

Entscheidungen für all unsere Unternehmungen sowie ein weises Erkennen für das, was auf uns in der neuen Zeit zukommen mag.

Chakra Handbuch; Sharamon, Shalia & Baginski and Bodo J.
http://www.amazon.de/Handbuch-grundlegenden-Verst%C3%A4ndnis-praktischen-Anwendung/dp/3893850384

Das Kundalini Handbuch, Genevieve Lewis Paulson
http://www.amazon.de/Kundalini-Handbuch-umfassende-praktische-Freisetzen-Chakra-Energien/dp/3893850910/ref=sr_1_1?s=books&ie=UTF8&qid=1457025882&sr=1-1

Der Energiekörper des Menschen; Cyndi Dale
http://www.amazon.de/Energiek%C3%B6rper-Menschen-Handbuch-feinstofflichen-Anatomie/dp/3778782320/ref=sr_1_1?ie=UTF8&qid=1457025998&sr=8-1&keywords=energiek%C3%B6rper+des+menschen

Epigenetik
http://epigenetics.uni-saarland.de/de/home/

Modell der Salutogenese, Aaron Antonovsky
http://www.bzga.de/botmed_60606000.html

Ruprecht-Karls-Universität Heidelberg, Manchmal hilft auch eine Scheinoperation
http://www.uni-heidelberg.de/presse/news04/2402auch.html

Germanische NEUE MEDIZIN®
http://www.neue-medizin.de/index.html

Keshe Foundation (blueprint)
http://www.minotech.de/forschung/keshetechnologie/physik-nach-keshe/
http://www.keshefoundation.org/

Meine Internetseiten
http://www.lichtpfeiler.com/
http://franzguenter-leicht.de
http://franzguenter-leicht.net

Über meine persönliche Kundalini-Erfahrung
http://www.amazon.com/Persoenliche-Erfahrung-Kundalini-Energie-spirituelle-Hintergruende-ebook/dp/B01BIHNUCI/ref=sr_1_3?s=digital-text&ie=UTF8&qid=1457026166&sr=1-3

www.ingramcontent.com/pod-product-compliance
Lightning Source LLC
Chambersburg PA
CBHW060414290526

45791CB00002B/748